向購買這本書的人說聲謝謝

也向全國辛苦的醫護同仁致意

希望本書能讓大家對於睡眠更多認識

並學習如何改善失眠

感謝指導過我的師長及前輩

感謝武執中醫師幫忙撰寫中醫的部分

更感謝我親愛的家人和好友們

謝謝大家一路來的支持與鼓勵

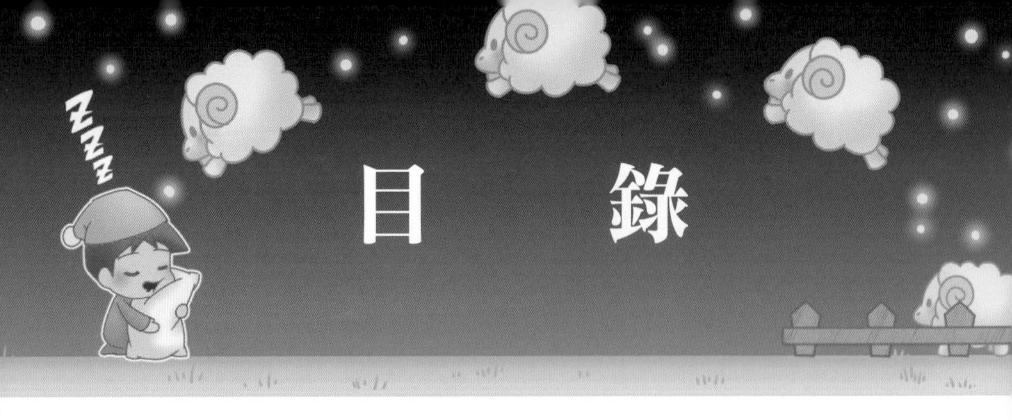

目錄

序

各種失眠原因 —036

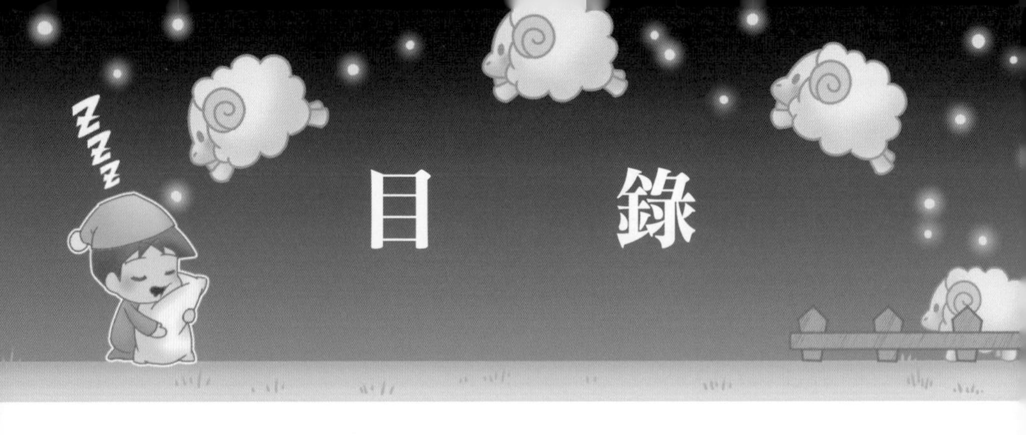

目錄

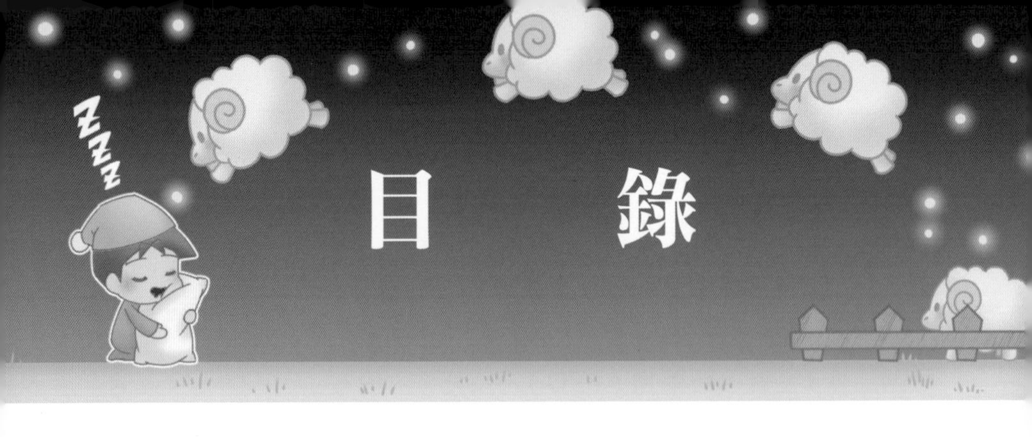

目　錄

作者序－林子堯

失眠是很多人的困擾，輕則影響情緒、注意力、記憶力或做事效率，重則會傷害身心靈健康及生理系統平衡，日積月累下來甚至會因此生病。有鑑於許多民眾對於失眠仍是一知半解，我決定撰寫這本書，希望能夠讓大家了解，失眠除了吃藥以外，還有很多方法可以改善的。

我本身是精神專科醫師，花費許多時間學習睡眠醫學知識，過去有幸能在桃園療養院、台大醫院、中國醫藥大學附設醫院、草屯療養院、聖保祿修女會醫院、靜和醫院和迎旭診所等處向師長們學習，加上這幾年自己擔任「雷亞診所」院長，已經醫治了不少失眠民眾，我決定結合醫學知識以及臨床經驗，同時從西醫和中醫兩個觀點來撰寫這本失眠衛教書籍，因此邀請了中醫師－武執中醫師一起撰寫這本書，希望能讓民眾對失眠有所了解。

本書若有可取之處，要感謝眾人的鼓勵與指導。內容如有缺失，則是本人才疏學淺所致，醫學知識日新月異，與大家共勉之。

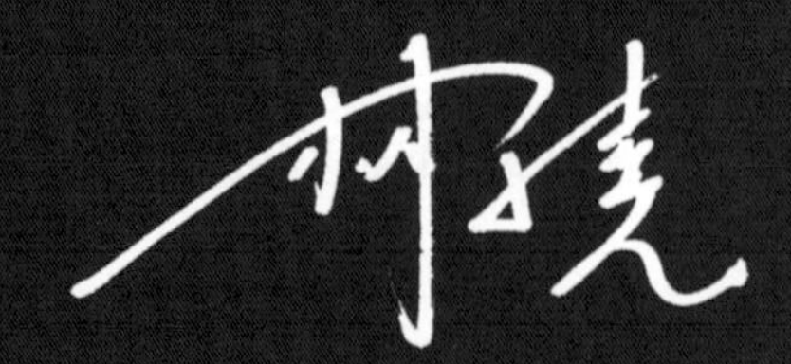

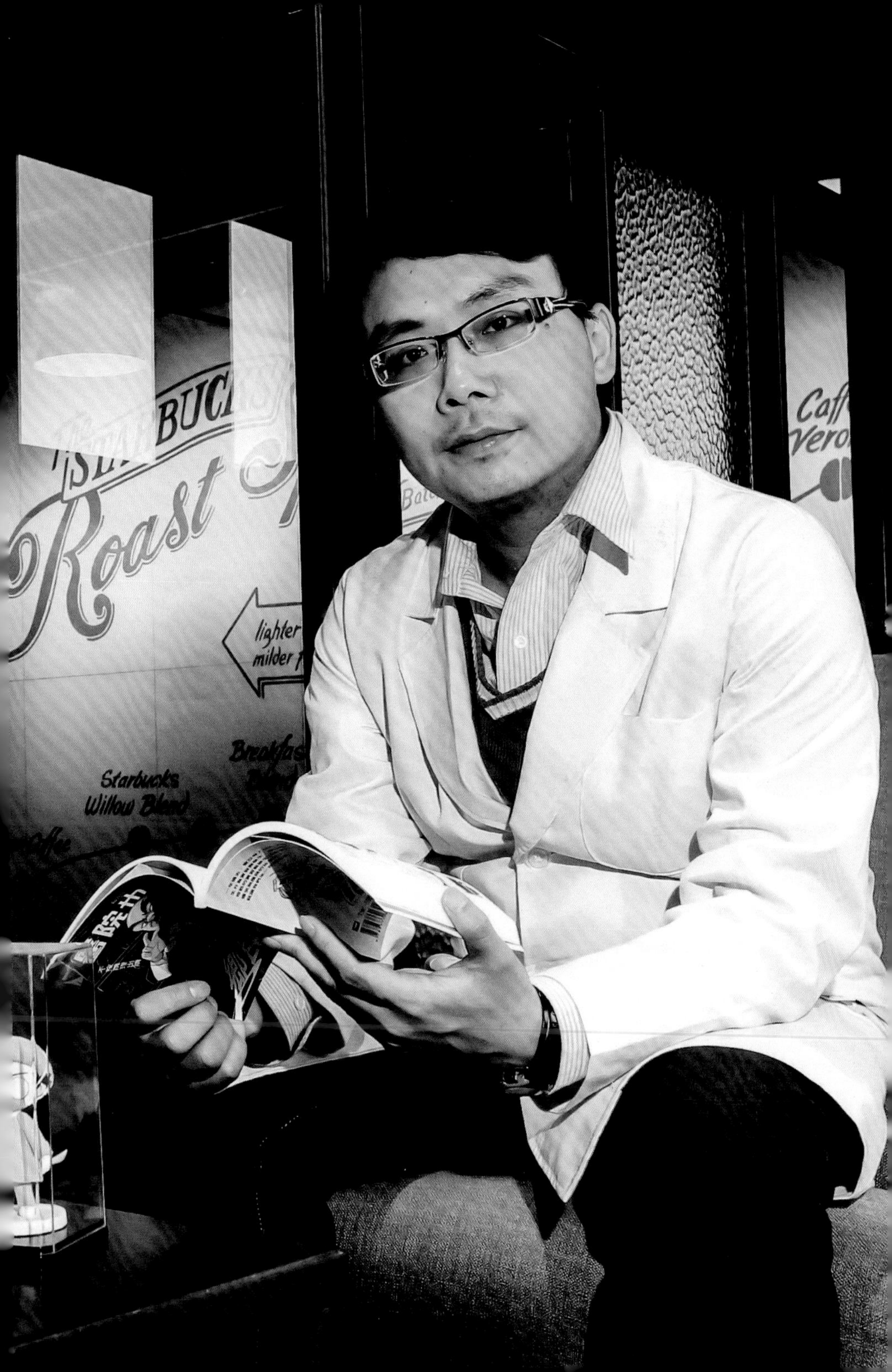
Roast
lighter
milder
Starbucks
Willow Blend

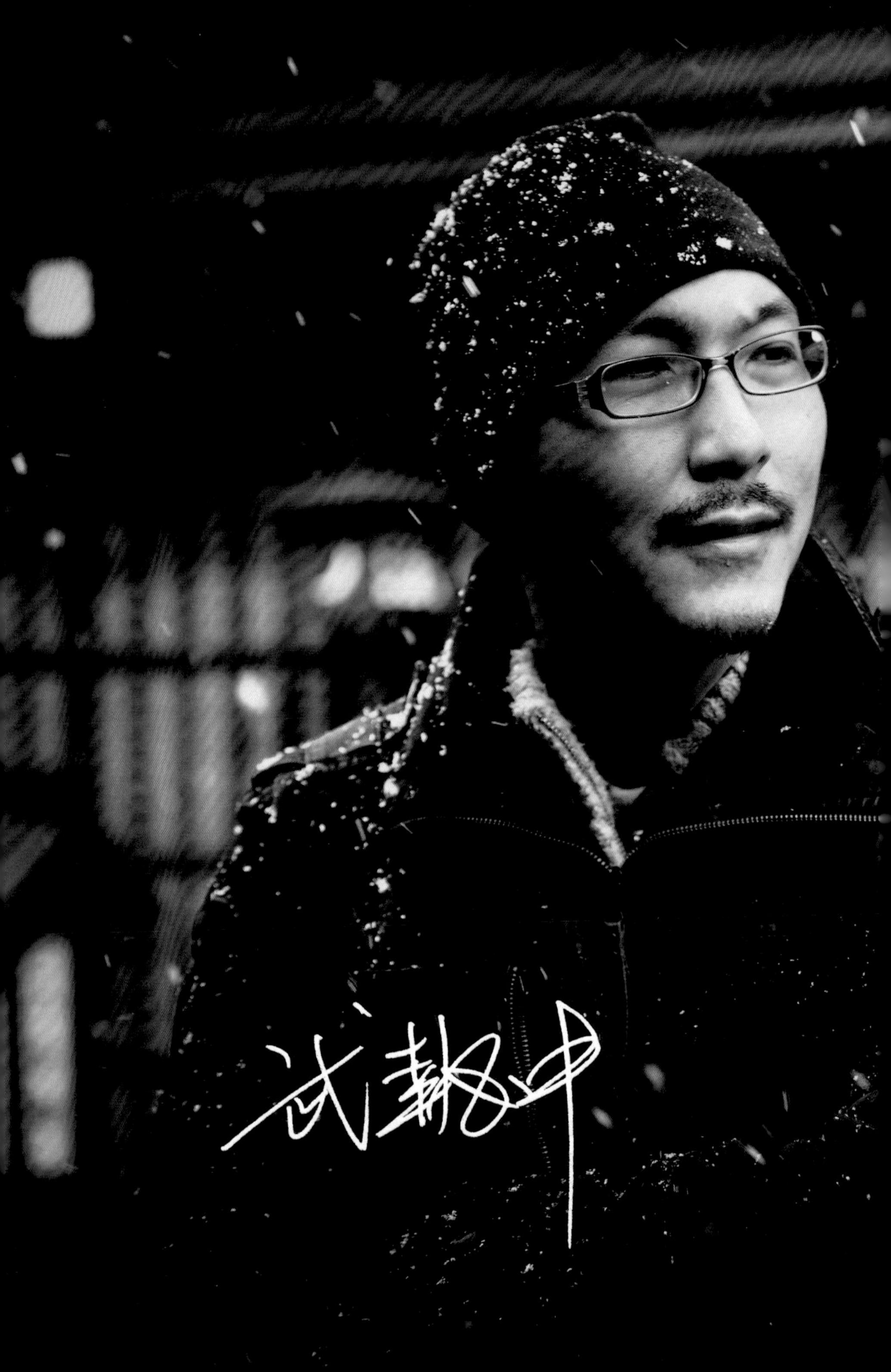

作者序 - 武執中

在古代，中醫所治療的疾患是不容易細分科別的，然而因緣際會下，筆者在中醫行醫生涯中，對於目前西醫診斷屬於失眠、腦神經或身心類型的問題，有較多興趣。

此次有幸受林子堯醫師所邀，能夠與大家分享，在現在醫療環境下，以中醫為出發點，是如何看待失眠，並且希望能建議病友在實際面上，如何善用整合中西醫的資源，來改善失眠的問題，再次感謝林醫師的邀約和忍受的我的不斷改稿。初次寫作，方知落筆時之壓力。

本書中醫部分的內容，來自筆者於中醫古籍的探詢、現代研究的吸收、以及自身臨床經驗。內容上如有缺失或有誤，是本人能力或經驗不足所致，還請諸方不吝指正，以使相關病友能獲得更好的醫療照護，並期望對中醫的發展，能做出綿薄貢獻。

最後感謝黃榮村校長，當年於美國喬治亞州給我的鼓勵，感謝您幫本書提序，銘感五內。

推薦序－黃榮村

隨著科技發展與社會變遷，人們生活壓力與日俱增，不少人因為工作或課業焚膏繼晷，以至於睡眠品質變差甚至失眠。近年來全世界的失眠人口逐年攀升，因此睡眠醫學的衛教也越來越重要，很高興能看到林子堯醫師的這本醫學衛教書籍問世。

林醫師是本校畢業生，同時也是該屆醫學系的模範生，其於行醫之餘依舊筆耕不輟，撰寫了這本書，書中對於睡眠、藥物及相關醫學知識作了專業說明，而且還與中醫師武執中醫師以中西醫兩個不同角度衛教，多元學習、內容深入淺出。

我經常會想到以前當學生與教授時，常與一些有志於精神醫學發展的朋友一齊討論研究，他們都是聰明又有愛心的醫師或教授，時至今日還在發揮影響力。現在又看到有年輕一代的醫師積極投入，心情愉快，故樂為之序。

前教育部部長
前中國醫藥大學校長
中國醫藥大學生物醫學研究所講座教授

黃榮村

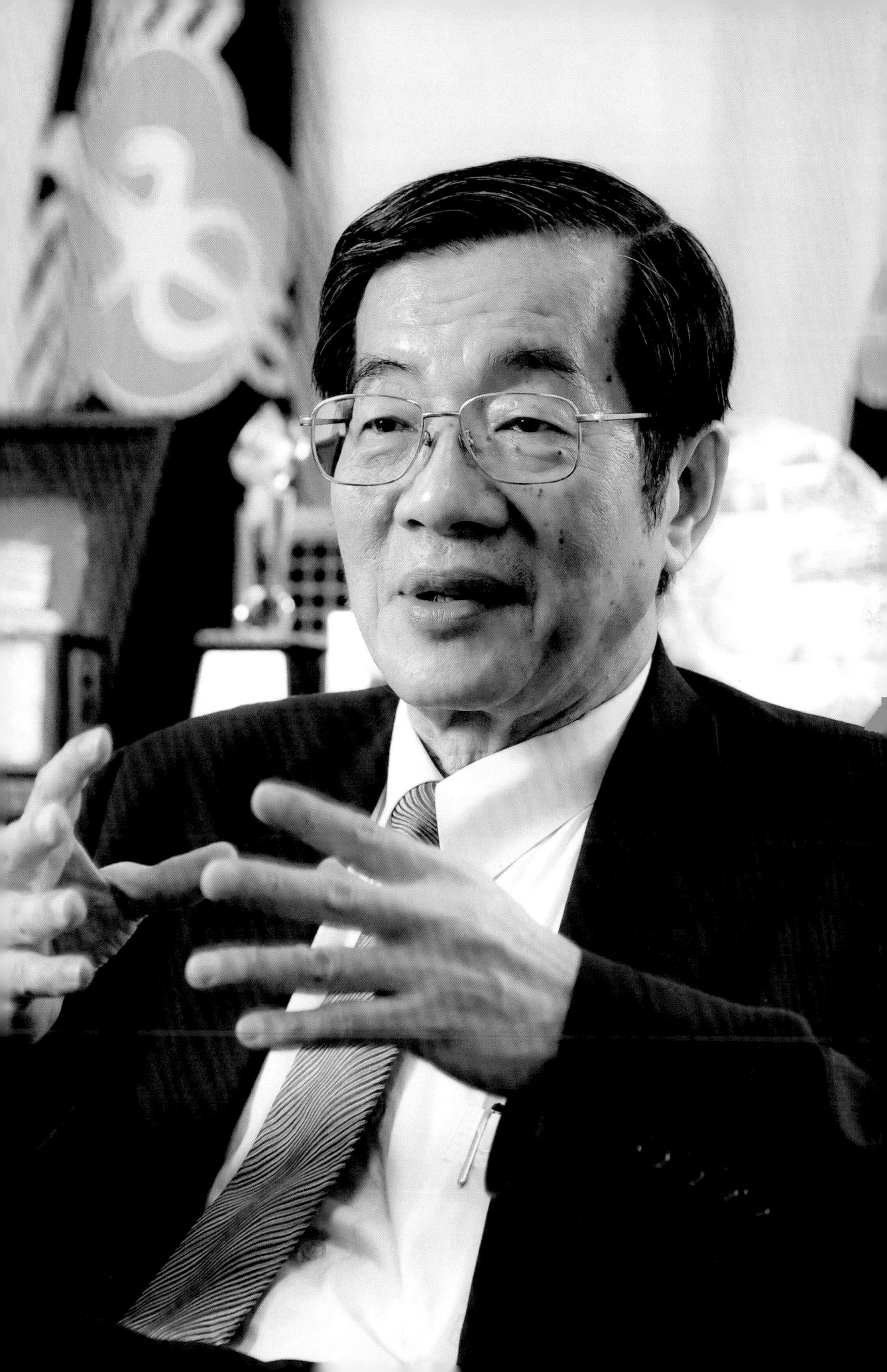

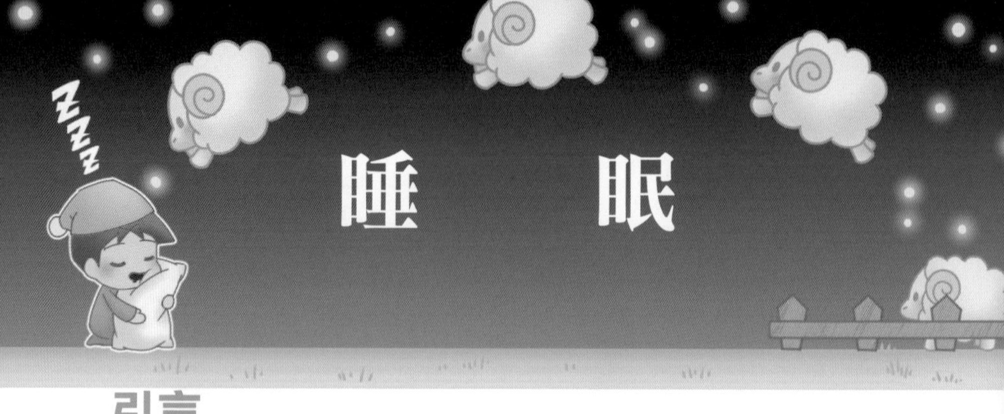

引言

睡眠是人類基本的生理需求。但隨著社會發展及生活型態的改變，有越來越多人在睡眠上遭受困擾。依據 2017 年台灣睡眠醫學會的統計，全台有超過 200 萬人曾飽受失眠（Insomnia）之苦，盛行率約為 11.3%。

偶爾失眠一、二天還無大礙，但長期失眠會造成整天昏昏沉沉、提不起勁、無法專心與記憶力減退等症狀，對日常生活影響甚鉅。

不過在討論失眠之前，我們必須先瞭解什麼是正常的睡眠。一般來說，人體生理時鐘約 24.5 ~25 小時。（一般民眾常誤以為是剛好 24 小時，但根據目前研究是大於 24 小時。）而睡眠週期（Sleep cycle）屬於生理時鐘的一部分。

睡眠週期受到體內許多系統的調控，包括了大腦的網狀活化系統（RAS）、內分泌系統及自律神經系統等。而內分泌系統中，褪黑激素（Melatonin）扮演了相當重要的角色。

【補充】：網狀活化系統（Reticular activating system，簡稱 RAS）位於大腦腦幹的腹側，功用是調節人的警覺和興奮程度。

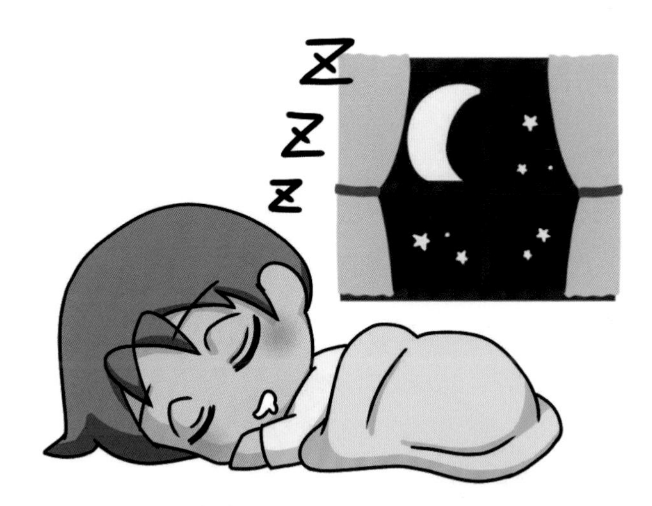

一天中，我們有將近 1/3 的時間在睡覺。

睡眠週期

睡眠是由「睡眠週期（Sleep cycle）」所構成，而睡眠週期可分為兩階段：

1. **非快速動眼期（Non-rapid eye movement，簡稱 NREM）**：佔所睡眠時間的 75%，又可再細分為第 1~4 期。
2. **快速動眼期（Rapid eye movement;，簡稱 REM）**：約佔所有睡眠的 25%，此階段就是「作夢」的時期。

一個睡眠週期約 90~120 分鐘，而每次的睡眠約有 4~5 個睡眠週期，因此一般人睡眠總時間約 6~8 個小時。我們可以把它想

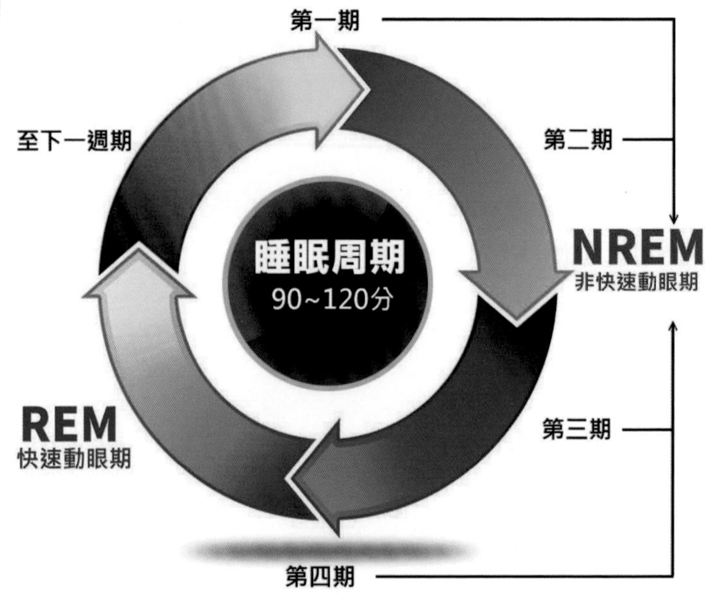

剛入睡時，第 1 期開始進入睡眠，然後隨著睡眠越來越深，漸漸會進入第 2 期、第 3 期、第 4 期，之後可能會到 REM（快速動眼期），這樣可視為初步完成一個睡眠週期。但是實際上在整夜 4~5 次的睡眠週期中，並不是都以第 1 期 → 第 2 期 → 第 3 期 → 第 4 期 → REM（快速動眼期）來構成睡眠週期。循環的概念只是方便大家了解。實際上每個睡眠週期都有所差異。以下以一個 8 小時的睡眠為例：

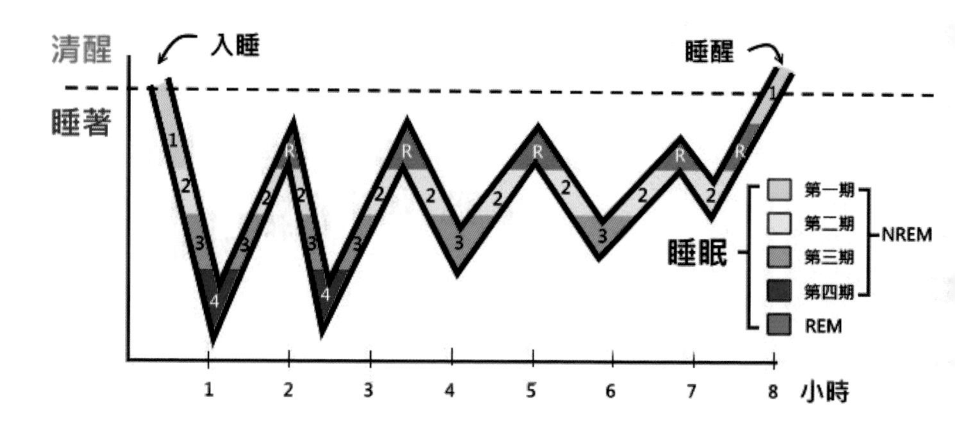

由此圖可以看到，各睡眠週期結構分別是：

- 第一個睡眠週期組成是：入睡 → 1 → 2 → 3 → 4 → 3 → 2 → REM
- 第二個睡眠週期組成是：2 → 3 → 4 → 3 → 2 → REM（快速動眼期）
- 第三個睡眠週期組成是：2 → 3 → 2 → REM（快速動眼期）
- 第四個睡眠週期組成是：2 → 3 → 2 → REM（快速動眼期）

- 第五個睡眠週期組成是：2 → REM（快速動眼期）→ 逐漸清醒。

因此睡眠週期不是單純的反覆出現，而是每次循環都會有所差異。由此圖我們還可以看出：

- 第 4 期深睡期（藍色部分）多在睡眠週期的前半部，也因此夢遊多出現在睡眠前 1/3。（夢遊多半出現在深睡期）
- 睡眠週期中最常出現的是第 2 期淺睡期，最少出現的是第 4 期深睡期。

另外我們也可以看出，以 8 小時睡眠為例，一個人大概會經歷 5 次的 REM（快速動眼期），意思就是會做了 5 次夢。但是一般人睡醒後，大多會將夢境忘卻，或只記得最後一、兩個的夢境。

睡眠是否充足，與個人的主觀感受與體質有關，一般而言，老年人睡眠需求量較少，嬰幼兒較多。但睡眠週期如果受到外界因子的干擾，例如在 REM （快速動眼期）就被強制叫醒，導致睡眠週期被打亂，將會影響到該次的睡眠品質。

快速動眼期（REM）（約佔整體睡眠 25%）

當入睡約 90 鐘左右，腦波會突然回到第一期的波型，伴隨眼球快速運動，這就是快速動眼期（Rapid eye movement，簡稱 REM），也就是「作夢」的階段，約佔了整體睡眠的 25% 時間。

REM（快速動眼期）時會有肌肉放鬆與眼球快速活動等現象，此時腦波圖與淺眠期或清醒期相類似，臉及頸部肌肉張力消失、身體動作較大、呼吸及心跳較快。

目前部分研究認為，REM（快速動眼期）可以幫助複習日間的經驗和學到的新事物，讓它們在記憶中更加穩固。另外對於情緒也有重要的影響力，如果剝奪了睡眠中的 REM（快速動眼期）部分，對情緒會有不良的影響。

非快速動眼期（NREM）（約佔整體睡眠 75%）

非快速動眼期（Non-rapid eye movement，簡稱 NREM）佔了整體睡眠的 75%，這時期有各自的腦波型態、低肌肉張力和低心理活動等現象。NREM 又可再細分為一至四期。第一期和二期為淺睡期。第三期和第四期為深睡期。深睡期是體力與精神恢復的重要時期。

第一期睡眠：（淺睡期，約佔整體睡眠 5%）

大腦活動開始減慢，自律神經機能轉緩，呼吸與脈搏漸趨於規則，意識由清醒逐漸昏沉。

第二期睡眠：（睡眠加深期，約佔整體睡眠 45%）

視覺、聽覺、嗅覺、觸覺及味覺等感官功能逐漸關閉。記憶功能暫停、血壓下降、脈搏減慢，以及腦波開始出現紡錘波。

第三期睡眠：（深睡期，約佔整體睡眠 12%）

睡眠較深的深睡期，腦波開始出現慢波。

第四期睡眠：（深睡期，約佔整體睡眠 13%）

睡眠更深的深睡期，睡眠的緩慢腦波比例超過 50%。心跳速度更慢、血壓更低、體溫下降與全身肌肉放鬆。夢遊多在第三期或第四期睡眠出現。（並非在 REM 快速動眼期。）

睡眠時的腦波

腦波是研究睡眠的利器，科學家發現，在不同階段睡眠的腦波是不同的，因此能藉由腦波來判斷目前的睡眠階段。

睡眠狀態	頻率（Hz）	腦波
清醒	15~50	β（Beta）波，清醒警覺時的腦波
睡眠前	8~12	α（Alpha）波，意識清楚但身體放鬆
第一期	4~8	θ（Theta）波
第二期	4~15	紡錘波與偶爾的 K 波
第三期	2~4	紡錘波與慢波
第四期	0.5~2	δ（delta）波，睡眠深睡期
REM	15~30	似清醒時的腦波

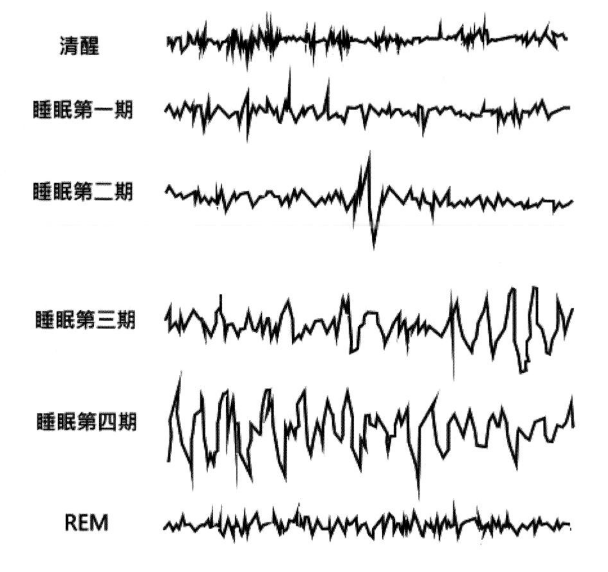

睡眠的三種機制

有睡眠障礙的人，除了服用藥物和運動之外，還可以透過了解睡眠及自己失眠的原因，進而改善失眠狀況。

人控制睡與醒的機制主要有三個：

1. **睡眠恆定性**。
2. **生理時鐘**。
3. **清醒系統**。

有睡眠困擾的人，不一定是睡眠系統失調，也有可能是清醒系統太旺盛。要睡得好，簡單說，就是要讓睡眠與清醒的基本機能達到最佳平衡，讓清醒系統在白天運作良好，並在晚上清醒系統功能下降進入睡眠。

睡覺看似簡單，事實上相當複雜。根據目前醫學研究，睡與醒的轉換主要是受到「睡眠恆定性」、「清醒系統」和「生理時鐘」等三種生理機制的調控。

睡眠恆定性

睡眠恆定性（Sleep homeostasis）是指，人每天大概都需要睡一定的量，如果前一晚睡不好睡不飽，第二天就會睡比較多來試圖代償。每人每天需要多少睡眠因人而異，就像飲食的飯量一樣，會有大約固定需要的量。如果睡不好累積很多「睡眠債」，隔天白天就會出現想睡和倦怠感，這就是因為睡眠恆定性驅使人體去補眠休息的關係。

生理時鐘

生理時鐘（Bological clock）指的是人睡與醒之間，與環境彼此之間的調控機制，生理時鐘的表現也被稱為「日夜節律（Circadian rhythm）」。

生理時鐘讓我們「定時」，讓我們在固定時間想睡，在固定時間醒來。「日出上工，日落休息」就是一種生理時鐘的表現。

一般來說，生理時鐘的一個週期約是 24.5 小時（並非 24 小時），此外生理時鐘受到諸多因素影響，像是日光、手機藍光、褪黑激素、時差、咖啡因、年齡或熬夜等。

清醒系統

清醒系統（Wakefulness system），也有人稱為警覺系統，指的是當身體在感受到警覺、危險或緊張時，就會啟動清醒系統，來維持個體的清醒和活動力。清醒系統可以說是人體的警鈴或保全，避免個體在睡眠狀態受到攻擊或災害，因此清醒系統的影響力可以超越生理時鐘和睡眠恆定性。

比方說，如果你在睡覺中遇到火災，火焰的高溫、煙霧的刺鼻性、家人的大喊或搖晃身體，都會讓清醒系統的警鈴響起，取消睡眠系統。一般來說，如果要有一個良好的睡眠品質，清醒系統在晚上的活躍度是要大幅下降的。然而，許多民眾在我診間常抱怨「很淺眠」、「一有風吹草動或聲響就被吵醒」，其實可能就是因為個性容易緊張或沒有安全感，讓清醒系統過度持續活躍，沒有適當降低，才會造成淺眠。

如何調節

人的清醒和睡眠，就是由上述的三個機制來調控。舉個例子方便大家了解，比方說以一位學生在早上七點時應該是睡醒有精神，吃早餐準備上學。但因為他前一天打電動徹夜未眠，那根據「睡眠恆定性」的理論，他現在應該要睡覺補眠，所以他會覺得累和感受到睡意。

但他的理智和家人的督促，會藉由「清醒系統」刺激腦部，讓他用意志力打起精神準備上課，甚至會嘗試喝咖啡或茶來提神，到了學校老師和同學的互動和刺激，也會讓他的清醒系統持續活躍，勉強撐住精神避免睡著。

放學回家之後，由於已經沒有打起精神的必要，清醒系統的刺激慢慢減少，這時候原來「睡眠恆定性」所要償還的睡眠債持續發酵，這位學生就會突然覺得很累，就倒頭呼呼大睡。

如果這種狀況持續發生好幾個月，這位學生的「生理時鐘」就會慢慢調整來配合這樣不健康的作息，變成晚上很有精神、白天想睡的「夜貓族」。等到生理時鐘習慣之後，以後就算某個晚上不打電動不熬夜，想好好休息時候反而會睡不好。

生理時鐘通常是比較長期的生理調節反應，如果民眾持續有日夜作息不正常的行為，之後生理時鐘就會開始慢慢的出現問題，甚至會開始惡性循環。

從上述例子大家可以了解到，原來以為簡單的睡覺，其實跟這麼多複雜的生理機制有關係，是門深奧的學問。

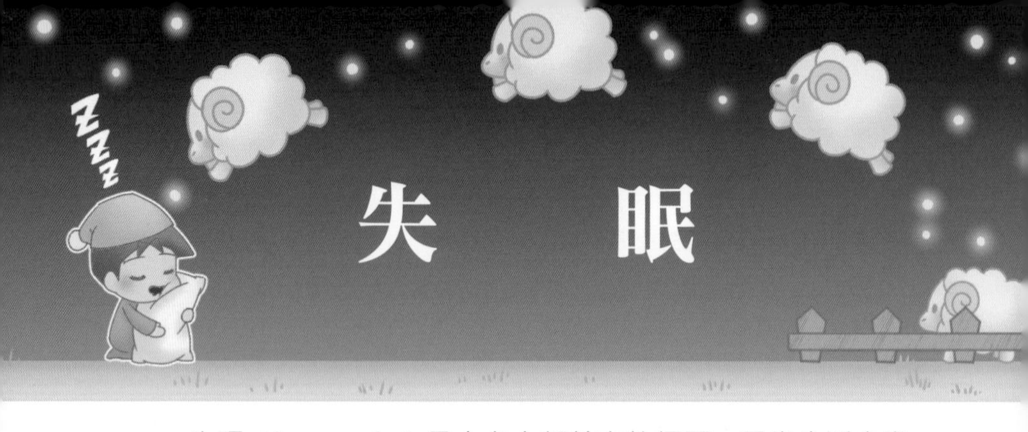

失 眠

失眠（Insomnia）是大多人都曾有的經歷，日常生活也常聽見周遭的親友提及失眠，民眾來我診所主訴也常是失眠，這看起來是個稀鬆平常的兩個字，但對專科醫師來說，失眠正式的學術名稱應該叫做「**睡眠疾患（Sleep disorder）**」，包含了許多不同的類型和狀況。很多民眾聽到我的睡眠演講後很驚訝:「原來失眠可以有這麼多學問!」

失眠是一種主觀感受，有個人睡了十小時還覺得睡不飽，有的人一天只睡五小時卻已神清氣爽，因此失眠的評估其實沒有那麼簡單，常見的包括了入睡困難、淺眠、多夢、早醒、頻尿或醒來後覺得仍是疲憊。

失眠症狀常見症狀

- 入睡困難。
- 容易淺眠，睡眠中斷醒來。
- 過度早醒（睡眠時間過短）。
- 睡眠時間夠但仍疲倦（睡眠品質不佳）。

失眠以原因分類

- **原發性失眠（Primary insomnia）：**找不到原因的失眠，約佔了整體失眠人數的 10%。
- **次發性失眠（Secondary insomnia）：**大多數失眠的人屬於次發性失眠，也就是有其他原因造成（比方說生病或是環境因素干擾等）。

失眠以時間長短分類

- 急性失眠：失眠短於一個月。
- 慢性失眠：失眠超過一個月，且每週至少三天失眠。

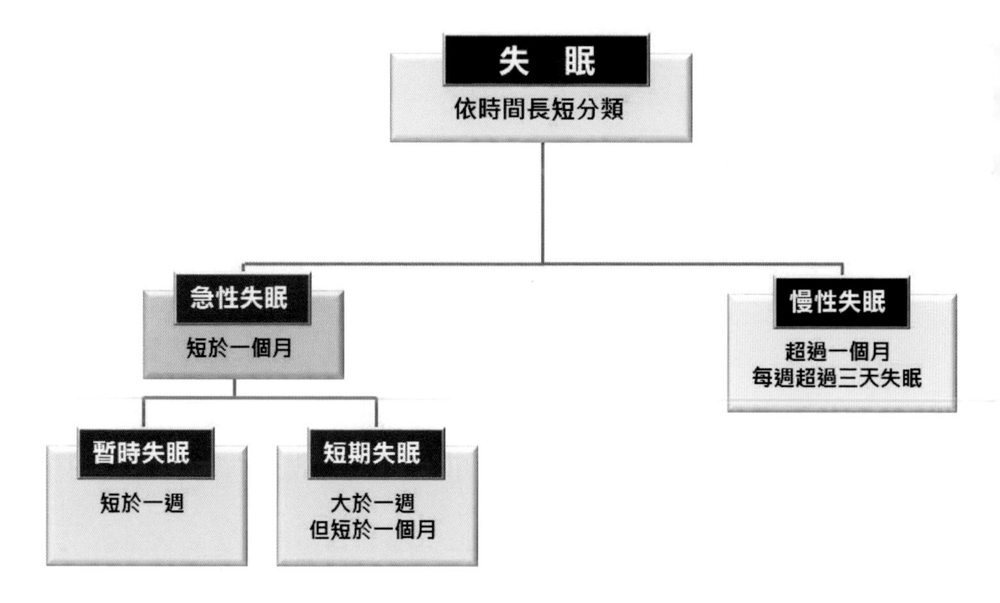

長期失眠產生的問題

失眠造成的後遺症因人而異，有的人隔天會疲倦、注意力無法集中、記憶力不好、暴躁易怒或反應遲鈍；有的人則會出現頭痛、筋骨痠痛或沒體力等身體症狀。長期慢性失眠會對身心有不良影響，像是：

- 血壓上升、增加心血管疾病風險。
- 容易肥胖，增加糖尿病風險。
- 生長素減少，小孩長不高。
- 免疫力下降、容易生病、月經失調、荷爾蒙失調。
- 肝指數上升。
- 癌症風險增加。
- 皮膚提早老化。
- 加速腦細胞死亡、增加失智症風險。
- 情緒易怒不穩定。
- 注意力不集中、記憶力和判斷力減退。

失眠壞處多多，因此平常應該盡量預防自己會得到失眠，如果有了失眠問題，要盡快改善或接受治療，莫等到變成嚴重慢性化再來治療，不僅後遺症多，治療也要需要更長的時間和更多的代價。

長期失眠容易失智

根據 2019 年 1 月 24 日發表於世界最頂尖的科學期刊之一《科學（Science）》的研究指出，睡眠不足將導致大腦中與阿茲海默症相關的「tau 蛋白」與「澱粉樣 β 蛋白（β-amyloid）」顯著上升，顯示睡眠不足會增加阿茲海默症的風險。

這項重要的研究結果由美國華盛頓大學（University of Washington）的神經學教授大衛·霍茲曼（David Holtzman）所發現。

起初 2017 年時，霍茲曼教授發現失眠會增加腦脊髓液中澱粉樣 β 蛋白的含量，而就算你的睡眠時間足夠，但是深層睡眠被打擾，睡眠品質不佳，也會導致澱粉樣 β 蛋白的含量增加。

霍茲曼教授陸續研究，發現大腦會透過睡眠將腦中多餘的蛋白質與廢物清除。因此當睡眠週期）被打亂無法清除時，有毒物質就會累積在腦部傷害大腦。

在這次實驗中，他們測試了 8 名成年人的腦脊髓液樣本，在正常睡眠與 36 小時睡眠剝奪的對照組比較中，遭受睡眠剝奪的受試者，其 tau 蛋白含量比起正常睡眠組增加了高達 **51.5%**。睡眠剝奪後，tau 蛋白的增長與澱粉樣 β 蛋白兩個蛋白質的上升也意味著隨著時間累積，會提升未來失智症的風險。

這研究證明了失眠是導致失智症的重要風險因子。

急性失眠

時間一個月以內的失眠被稱為急性失眠，急性失眠又可依時間長度再細分為「暫時失眠（Transient insomnia）」和「短期失眠（Short-term insomnia）」。

[暫時失眠]

失眠時間少於一週。大部分的人在經驗到壓力、刺激、興奮、焦慮、生病或者睡眠規律改變時（如時差、輪班）都會有短暫性失眠障礙。大部分這方面的失眠會隨著事件的消失而改善。主要治療原則為間歇性使用低劑量安眠鎮定藥物和改善睡眠衛生習慣。

[短期失眠]

失眠時間大於一週但少於一個月。嚴重或持續性壓力，像重大身體疾病或開刀、親朋好友的過世、和嚴重的家庭、工作、或人際關係的問題等皆可能會導致短期性失眠。此種失眠與壓力有明顯的相關性。治療原則為短暫使用安眠鎮定藥物或其他可助眠之藥物，另外可配合行為治療。（如睡眠衛教、學習壓力因應處理等。）短期性失眠如未接受適當的處理，部分的人會演變成慢性失眠 。

急性失眠的可能原因

- 壓力、情緒。
- 睡眠環境的改變。
- 急性疾病或傷害。
- 使用藥物或物質。
- 睡眠習慣的改變，如時差或輪班工作。

急性失眠的治療原則

- 盡量找出失眠主因，並改善原因。
- 盡快恢復正常睡眠和生理作息。
- 藥物盡量短期、必要時使用。

慢性失眠

每週失眠至少超過 3 天，且持續超過一個月。比起急性失眠，慢性失眠的成因通常更複雜，也更難治療。

慢性失眠可能的原因：

- 制約性失眠：擔心睡不著，反而造成失眠更嚴重。
- 精神科疾病：如焦慮症、憂鬱症或躁鬱症。
- 系統性疾病：如心衰竭、慢性阻塞性肺病或關節炎。
- 生理時鐘異常。
- 長期藥物副作用。
- 更年期。
- 濫用毒品：如安非他命或古柯鹼。
- 睡眠呼吸中止症。
- 長期原發性慢性失眠（找不到明確原因的失眠）。
- 腿部不寧症候群 / 不寧腿症候群（Restless leg syndrome）。

【補充】：腿部不寧症候群，就是當休息時，就會有一種難以控制的衝動想要移動肢體，特別是腿部。同時患者會有強烈肢體不舒服的感覺，比方說痠麻或刺痛，這些不適症狀在肢體活動時會改善。

慢性失眠的治療原則

- **原發性慢性失眠（找不到明確原因的失眠）**：基本上可以使用安眠鎮定藥物幫助睡眠，不過盡量以短期為主。長期治療則以行為治療為主，包括給予正確的睡眠衛教、改善睡眠環境、教導壓力調適方式以及更正錯誤的睡眠認知。
- **次發性慢性失眠**：首要之務為治療其造成失眠的病因，即可改善失眠狀況。但如果失眠症狀嚴重，可以短暫的使用安眠鎮定藥物來改善症狀。

睡眠疾患分類

睡不著或睡不好其實有非常多種類型，正式的醫學上稱呼是「睡眠疾患（Sleep disorder）」，失眠只是其中的一種，除了以時間分類以外，還可以用病理機轉來分類：

（A）睡眠異常（Dyssomnias）：

- 失眠：又可以分為原發性或是次發性失眠。
- 昏睡症。
- 呼吸關聯之睡眠疾患（如睡眠呼吸中止症）。
- 晝夜節律性睡眠疾患（如生理時鐘混亂）。

（B）類睡症（Parasomnias）：睡與醒之間的異常狀態

- 夢魘疾患：主要發生在快速動眼期，通常會伴隨有極度恐怖的夢境，導致個體由惡夢中驚醒。
- 睡眠驚恐症：常以尖叫為起始症狀。
- 夢遊症：常發生在睡眠期間的前 1/3，實際上沒有作夢。
- 快速動眼期睡眠行為疾患：常發生在睡眠後半部分。
- 睡眠麻痺症：民間俗稱鬼壓床。
- 磨牙。
- 尿床。
- 夢囈（說夢話）。

（C）精神疾患引起的睡眠疾患：如憂鬱症、焦慮症或躁鬱症。

（D）感染引起的睡眠疾患：如采采蠅造成的非洲昏睡症。

E. 物質使用引起的睡眠疾患：如酗酒或吸毒。

何時該就醫？

失眠是否要就醫，看每個人的主觀感受和客觀影響而定，有民眾一天沒睡好就很緊張就醫，也有民眾每天睡不飽沒精神上班，但仍不願意就醫。

一般來說，為了不要讓失眠影響生活太大，或是避免失眠持續惡化。如果有以下失眠狀況其中一種，並且一個禮拜中有三天以上，就可以考慮到精神科專科、身心科專科，或是睡眠醫學中心做進一步評估診療。

1. 上床超過一小時沒有辦法入睡。
2. 睡眠中斷醒來三次以上。
3. 睡眠中斷醒來後無法再入睡。
4. 常常過度早醒。
5. 睡的時間夠，但白天仍感到沒精神和倦怠，影響到日常生活。
6. 睡眠會有夢遊、打呼、磨牙或其他相關問題，影響到自己及其他人健康。

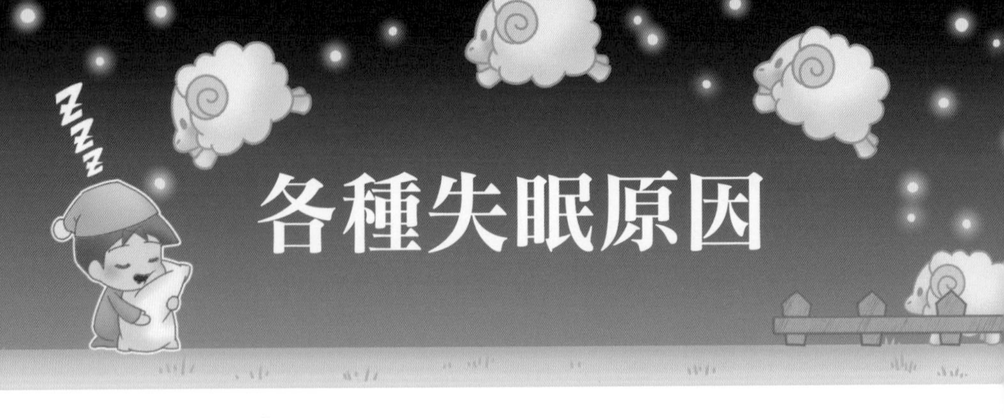

壓力、情緒

研究發現，將近一半的失眠患者都有情緒問題，像是壓力、焦慮或憂鬱等。

我在診間常聽到民眾意識層面上認為自己生活沒有壓力，退休後也不用工作，子女也長大了，心情也覺得沒不好，告訴我說他不覺得失眠是壓力造成。但我開立了一些減輕壓力的藥物後，他們自律神經失調改善，身體也不會過度緊繃，許多人睡眠就慢慢自然改善。

原因是因為人的壓力有分幾種，一種是理性認知層面的，這點我們常能主觀察覺，另外一種則是潛意識層面的，這種往往表現在我們的行為和身體，無法自己察覺。潛意識的壓力很多，像是對未來的不安感、對過去錯誤的罪惡感或愧疚感、無法獲得成就感、或是人際關係緊張等，都會讓潛意識承受不少壓力。這時候適當服用減輕壓力的藥物，比單純吃安眠鎮定劑藥物來說，效果更多，也可以減少安眠藥物依賴成癮的風險。

有的民眾是因為人生階段或是環境的改變，也會由於不熟悉感、沒安全感和不確定感，會面臨潛在的壓力而不自覺，包括轉換工作、罹病、結婚生子、退休或喪偶等等，進而產生壓力造成失眠。

我曾治療過一位中年婦女，本來闔家幸福、睡眠也沒啥問題，但是她先生突然被告知罹患大腸癌必須趕快住院開刀，突然的壞消息讓她驚慌失措，急忙打包行李陪先生到大醫院住院，並接連三四天在病床旁陪伴照顧，數日未眠。

之後先生手術順利，癌症也獲得改善與控制，恢復狀況良好並出院，但太太卻再也無法好好入眠，明明知道先生危機已經度過，卻無法順利好好睡一覺，這樣一過就是十幾年。後來來看門診，發現雖然當初的壓力來源早就解決了，太太心裡深處擔心未來家人可能又會罹患癌症，加上每天害怕失眠的恐懼，讓他的失眠由急性失眠，變為十幾年的慢性失眠。

還有民眾因為長期失眠，未及時就醫，導致開始對睡眠產生害怕、不安和焦慮，到最後原本應該是放鬆恢復體力的睡覺，反而變成他的長期壓力來源，通常到這種程度失眠問題以及合併思考認知問題，不僅慢性化，也很難單純靠藥物可以治療改善，需要花費心力改善生活模式和思考想法才有可能會痊癒。

壓力荷爾蒙科學研究

人體在每晚 12 點到凌晨 3 點是血液中壓力荷爾蒙（腎上腺素 ACTH 和副腎皮質荷爾蒙 cortisol）濃度最低的時候，大約只有白天的 1/3，也是褪黑激素分泌最旺盛的時候，人體在這時能夠身心放鬆和肌肉張力降低，接著進入深沉睡眠，卸除掉白天緊繃的情緒及肢體。

研究發現慢性失眠會增加血液中的壓力荷爾蒙的釋放導致不容易入睡。

美國賓夕凡尼亞州立大學（Pennsylvania State University）醫學系教授亞歷山大（Alexander）根據這個理由做了一個實驗，找來了一組 11 個有睡眠障礙的病患與另組 13 個不會失眠的人，作為對照組，監測他們血液中壓力荷爾蒙（腎上腺素 ACTH 和 cortisol）的含量，結果發現，有睡眠障礙的這一組人，血液中的這兩種荷爾蒙都普遍偏高，特別是在傍晚和夜間的時候。亞歷山大教授表示，這代表失眠者體內的荷爾蒙改變，使他們難以入睡，而這些慢性失眠者因為長時間沒有經歷熟睡狀態，體內的自然反應機制也會使壓力荷爾蒙的產生增加。

失眠造成壓力，壓力造成壓力荷爾蒙失調，荷爾蒙失調再造成失眠加劇，形成惡性循環。

憂鬱症

接續前面壓力及情緒的內容，當壓力及情緒惡化到一定程度，一些民眾會開始出現憂鬱症的症狀，像是失眠、情緒低落、吃不下、啥事都提不起勁沒動力、沒食慾、有輕生意念、覺得自己沒用、未來沒希望、自責罪惡感、記憶力變差，和思考速度變慢等。

失眠和憂鬱症兩者關係相當密切，憂鬱症患者超過四成都有失眠問題，而長期的失眠也會讓人增加憂鬱症風險。因此當出現類似憂鬱症症狀時候，請盡速就醫，以免造成憂鬱症及失眠之間的惡性循環。

在台灣，部分民眾因為傳統刻板思維，可以接受自己看醫生來改善失眠，但不能接受自己因為憂鬱而就醫，好像表示是自己心裡不夠堅強或是懦弱，這其實是大錯特錯的。

大部分問題都是越早處理越好，憂鬱症早期有時候還不嚴重，可以快速改善，搭配多運動、適當宣洩壓力、改變認知想法、增加支持系統能力，就可能可以完全痊癒。

但若是單純只吃藥治療失眠，忽略潛在的情緒或是自律神經問題，很容易變成長期依賴安眠鎮定藥物。有的憂鬱症患者如果不及時治療，甚至會變成重度憂鬱症，嚴重影響到生活功能甚至自殺，因此建議若有持續情緒問題，應就醫診療。

個性、認知

有的民眾先天容易擔心事情，失眠和情緒就醫後服用藥物改善，反而開始擔心藥物會不會有副作用，等到確定沒有副作用後，又擔心藥物會造成依賴或成癮。等到減少藥物可以不用吃之後，又擔心哪天失眠會復發。這樣周而復始的擔心各種事情而停不下來 .....

你注意到了嗎？真正讓他失眠的原因之一，就是長期過度擔心的思考模式，但這靠藥物僅能改善無法根治，重要的是改善認知想法和生活習慣，必要時須要接受藥物、運動及心理諮商「三管齊下」。

這種容易緊張及煩惱的原因是因為有些人有「過度警覺」的現象。這就是一般所說的把事情看得太嚴重、反應太大、小題大作等。

長期有這種過度警覺腦功能狀況的人，長期容易有專注力不足、記性不好、沒耐心、不耐煩、容易發脾氣、或是過度悲觀沒有自信的問題。研究發現，有這特性的人，前額葉皮質的調控能力不足，造成腦部掌管不安和恐懼的「杏仁核」過度持續活躍，所以會持續擔心和害怕。因此如果能增強前額葉的調控力，應該可以改善這類民眾的過度警覺問題。

警覺度高或容易想太多並不一定是壞事，因為生活環境之中，我們對於外界環境的變化和威脅時，本應有適當的敏感度與警覺，這樣的腦功能才能及時偵測到周圍的變化，並做出及時的反應來爭取資源和避開危險，讓生命得以安全，因此警覺其實是好的腦功能的表現，這類人時常能夠小心翼翼不出錯或是未雨綢繆預防災難，能做周全準備，因此在課業、工作或是生活安排上往往能有不錯的效率或成就。

但當這特性太過頭時，不該擔心或緊張的事情一直緊張，不懂得放鬆和休息，久而久之就會生病，持續的病態型焦慮會讓民眾感到痛苦，甚至情緒煩躁易怒、身體疲憊、力不從心、工作效率變差、人際關係變差，甚至也會讓周遭的人一同緊張和壓力大，此時建議病患應該看精神科醫師求助，同時接受藥物和心理諮商來調整改善。

咖啡

咖啡常被視為一種提神聖品，提神的主要成分是「咖啡因（Caffeine）」，咖啡因是種中樞神經興奮劑，是屬於一種黃嘌呤生物鹼(Xanthine)，茶裡面也有。咖啡能提神、增加清醒度、促進工作效率，因此咖啡與茶在世界各地各種文化背景下都廣泛被使用。

咖啡因吸收

咖啡因在攝取後，約 30-45 分鐘內會被胃及小腸完全吸收，吸收後會直接進入血液而將咖啡因分布於全身各器官中，約 15 分鐘後身體便會有所反應，15-45 分鐘後體內咖啡因濃度達最高峰，經過 3-6 小時肝臟代謝後，咖啡因濃度逐漸下降至約一半。實際代謝速度，因個人體質而有所不同。

咖啡提神機轉

人體的活力來源主要是消耗體內的「三磷酸腺苷（Adenosine triphosphate，簡稱 ATP）」為主，人們睡眠時候會儲備 ATP，清醒時候會不斷消耗 ATP，而 ATP 被消耗後會產生「腺苷」（Adenosine），腺苷會與腦細胞上的「腺苷受器（Adenosine receptor）」結合，產生疲勞感覺。當腺苷堆積量變多時，人體就會開啟睡眠機制讓人想睡。

目前研究發現，咖啡因會對腦內的腺苷受器產生「拮抗作用」，咖啡因會優先與腺苷受器結合，使腺苷酸無法發揮作用，引人疲勞的分子就無法運作，讓人們不想睡，而能保持注意力和清晰的思維。咖啡因阻擋腺苷與腺苷受器的結合，導致神經細胞活躍、刺激腎上腺素的分泌、血壓升高，同時也提高腦內的多巴胺。

【補充】：拮抗作用是指一種物質的效應被另一種物質抵制。

而腺苷在人類腦部扮演的角色就是「睡眠債」的觀念，腺苷在每天早上起床時是濃度最低的狀態，隨著人維持清醒的時間越久，以及工作疲憊的程度越高，腺苷累積的濃度也會越高，當腺苷達到一定濃度，人就會開始產生睡意而促使人開始睡眠，因此任何會影響腺苷作用的事情（例如打嗑睡或睡午覺）或物質（像是咖啡因），就會造成人類的睡眠受影響，這也是為什麼咖啡因會影響人類睡眠的緣故。

咖啡因過量

咖啡因過量時會使人有心悸、焦躁不安、失眠、頭痛、胃痛、臉紅、噁心、頻尿，甚至肌肉震顫等症狀。長期使用下會產生耐受性，因而需增加攝取量才能達到同樣提神效果，造成飲用量越來越大。

【補充】：「耐受性（Tolerance）」是指藥物越吃效果越差。

戒斷症狀

如果長期飲用大量咖啡因，人體已經習慣咖啡因的作用，若突然中斷攝取時，可能會使血壓降低而引發頭痛、心悸。另一方面，精神一直維持在亢奮狀態，人體也會因能量枯竭而疲憊不堪。

停用咖啡一兩天內即會出現戒斷症狀，主要是頭痛及疲倦感覺，尚有煩躁不安、噁心嘔吐、迫切想喝一杯咖啡等。少數人甚至脾氣變得暴躁易怒、對什麼都提不起興趣，甚至心情憂鬱。這些戒斷症狀通常要一星期才逐漸消失。值得一提的是：長期使用咖啡因會使胃不好的人潰瘍惡化，心臟病患者心悸或心律不整，焦慮症的病患症狀惡化甚至達恐慌程度，孕婦增加胎兒畸形、體重不足、早產，甚至死亡的危險。有以上情形者，都應該盡量避免使用。

【補充】：「戒斷症狀（Withdrawal Symptom）」是指，突然停用某種藥物或物質出現的不適生理反應。

咖啡因對睡眠影響

研究顯示睡前一小時內使用咖啡因會顯著增加睡眠的準備期，並使睡眠變淺、多夢及肌肉緊張。失眠患者使用咖啡或茶後，常要花更長的時間才睡著並減少睡眠時間，讓患者在白天覺得疲累，為了提神只好喝更多的咖啡或茶，這又使得晚上睡眠更為困難，形成了惡性循環。

咖啡因會導致睡眠潛伏期變長，也就是從躺下去到真正睡著所需的時間會變長。另外咖啡因也會造成總睡眠時間縮短並且降低睡眠效率 ，讓實際入睡時間減少。更甚者還會造成深度睡眠慢波減少。而慢波階段的睡眠是人類恢復體力與進行記憶鞏固的重要階段，若這個時期縮短，恢復體力的程度與記憶力也會跟著受影響。

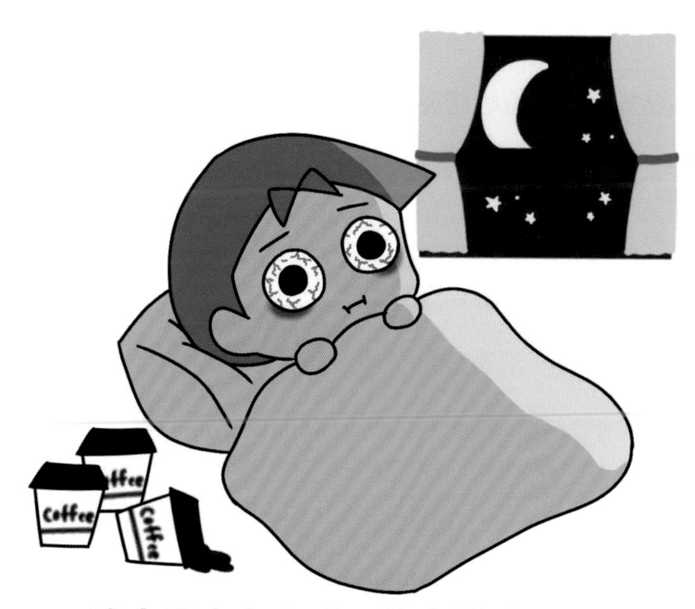

晚上喝太多咖啡可能會導致失眠。

胃食道逆流

胃食道逆流（Gastroesophageal reflux disease，簡稱GERD）是很常見的腸胃問題，大部人的症狀是胃部不舒服、胸口灼熱或是反胃噁心胃痛，但事實上胃食道逆流也會造成失眠。

由於睡眠時腸胃的消化速度減慢，故晚間的胃食道逆流症狀可能比白天嚴重，此時的不適感患者未必能主觀感受到（因為在睡覺），但因為這些不適感，導致患者的睡眠淺眠且片斷，因此本身有胃食道逆流的患者，如果有失眠的狀況，必須考慮到胃食道逆流影響的可能性。

防止夜間胃食道逆流導致失眠的首要方法必須避免睡前 3 小時內吃東西或喝含糖飲料，睡覺時宜採左側躺或頭部些微墊高的姿勢，設法減輕體重及服用抑制胃酸的藥物。

另外胃食道逆流與患者的飲食習慣、情緒壓力、運動、肥胖等都有關聯，如果平常工作與生活壓力大，交感神經過度緊繃，也會抑制腸胃蠕動或失調。

近年來國人飲食西化，攝取較多的高油脂、高油炸和高熱量食物，這些都會減緩胃的排空速度，也進而讓胃食道逆流的患者增加。

夜晚運動

規律適量的運動能夠改善身體機能、促進新陳代謝、避免肥胖和心血管疾病，進而改善睡眠。但由於現代人生活忙碌，許多人平時白天要上班，白天根本抽不出時間，只能下班回家再做安排，所以夜晚運動人口越來越多，但晚上過度運動或太晚運動，有的人反而可能會造成失眠。

如果在睡前 3 小時內做劇烈運動，運動會刺激生長激素的分泌，讓代謝旺盛、脂肪分解、能量消耗上升、基礎代謝率增加、心跳與呼吸速率變快，有的人的交感神經會過度活躍，躺在床上過於亢奮難以平復，大腦就很難進入睡眠狀態，進而導致失眠。

我在行醫時遇過一些民眾，他們長期規律運動，心肺功能和肌肉功能變強，心律變異性也增加，自律神經系統的彈性和調控性變好，副交感神經系統也可以強化平衡，這就是為什麼很多專業運動員，平均心跳反而是比平常人還低的原因。如果能夠長期規律運動，對睡眠來說是會改善的。甚至有的民眾就醫時曾跟我說：「白天運動太累，晚上一回家倒頭就睡，也不用吃助眠藥。」

每一個人的生理時鐘都不一樣，重點是運動的時間、頻率和強度要依每個人狀況做適性調整。有些人晚上運動不但不會睡不著，反而有助於睡眠。不管你是哪一種，不需要過度緊張，為自己打造一款適合自己又能改善睡眠的運動計畫是最重要的。

藥物

藥物是治療疾病的有力武器，但若用藥不當或某些藥的副作用也可能會導致失眠。以下是幾種常見有可能會引起失眠的藥物供大家參考。但要注意的是，不是服用以下藥物就一定會造成失眠，而是要看藥物使用的時機、頻率、劑量、服用人的體質和藥物彼此交互作用而定。

- **利尿劑**：部分利尿劑如 furosemide（商品名：來適泄 Lasix）有可能造成夜間頻尿而失眠。
- **咖啡因**：喝咖啡或茶，以及部分感冒止痛藥物裡面會含有咖啡因，可能會造成中樞神經興奮而失眠。
- **抗心律不整藥物**：如 amiodarone（商品名：臟得樂），有可能會造成失眠。
- **偽麻黃素藥物**：常用來治療感冒鼻塞的血管收縮劑，如偽麻黃素藥物 pseudoephedrine，可能會造成失眠。
- **類固醇**：類固醇有可能造成欣快感或失眠的可能性。
- **安眠鎮定藥物**：在極少的狀況下，原本應該幫助鎮定安眠的藥物，可能會在某些少數民眾會發生矛盾效應（Paradoxical effect），反而讓他們亢奮而造成失眠。
- **血清素回收抑制劑**：治療焦慮症、憂鬱症和恐慌症的血清素回收抑制劑藥物，少數可能會造成精神亢奮而失眠。

- **甲型交感神經受器阻斷劑（ α-blocker ）：**這類藥物通常用來治療高血壓和良性攝護腺肥大，像是tamsulosin（商品名：活路利淨），也可能會造成失眠。
- **乙型交感神經受器阻斷劑（ β-blocker ）：**治療心悸和高血壓的藥物 β-blocker 如 propranolol（商品名：恩特來 Inderal），可能會造成失眠。
- **中樞神經興奮劑：**如治療注意力不集中過動疾患（ADHD）的藥物 methylphenidate（商品名：利他能 Ritalin），如太晚服用可能會導致失眠。
- **抗膽鹼藥物：**部分治療帕金森氏病或是錐體外症候群（EPS）的藥物可能會導致失眠，如 trihexyphenidyl（商品名：瑞丹錠 Switane）。
- **甲狀腺素：**甲狀腺低下服用的甲狀腺素 thyroxine，可能會造成失眠。
- **多巴胺促進劑：**用來治療帕金森氏症的多巴胺促進劑，如 methyldopa（商品名：普壓能）可能會造成失眠。
- **支氣管擴張劑：**部分支氣管擴張劑如 theophylline（商品名：善寧），可能會造成失眠。

如服用上述種類藥物時出現失眠或失眠加重者，需要首先考慮到藥物引起的失眠，尤其是老年慢性病患者，他們通常會服用眾多藥物，加上肝腎代謝力下降，藥物造成失眠的可能性增加，更要加以注意避免。

但民眾如果擔心是因為藥物導致失眠，不要自行停藥，建議與開藥的醫師討論，以免病情變不穩定。

不寧腿

不寧腿的醫學上完整名稱是「不寧腿症候群（Restless leg syndrome）」。

不寧腿患者白天時大多無特別症狀，到了晚上想睡覺時，患者常會感到腿部不適無法安寧，常常會有無法抗拒而想動動腿的衝動。有的人是躺在床上的時候會覺得腿有東西爬來爬去或癢癢刺刺的感覺，另外有的人是覺得腿的深部痠痛，非得要起床走動走動，才會覺得舒服，如此整晚反反覆覆的發生，造成睡眠品質不良影響。

病情嚴重的話，有些人連手臂都會有這些感覺，但臨床上所見到的病例中，以小腿兩側最常發生，再來是足部、大腿及臀部。此外，不寧腿也不只會發生在夜晚，有些病情較嚴重的人，白天靜坐在椅子或躺在床上時候，也會有類似的不舒服的感覺。

美國精神科學會的《DSM-5 精神疾病診斷準則手冊》中對於不寧腿的診斷準則如下：

- 想要動動腿的衝動經常伴隨著腿部的不適感，特徵為腿部靜止或休息時容易發生、衝動感在傍晚或夜晚最常有，而在動腿後會減少許多。

- 這些症狀每週至少發生三次，且持續三個月之久。
- 這些症狀顯著地造成社會、職能、教育、學業或行為方面的功能損害。
- 這些症狀無法歸因於心理因素、醫療狀況（如關節炎或抽筋）或個人習慣（如抖腳）。
- 這些症狀無法以藥物濫用或藥物作用來解釋。

原因

不寧腿的病理機轉尚無法完全確定，大多數不寧腿是難以找出明確原因的，家族性不寧腿大多好發於 45 歲之前，且病情進展緩慢。

次發性不寧腿患者要治療其背後原因，例如對於有鐵質缺乏問題的不寧腿患者，補充鐵質之後不寧腿狀況自然會改善。

以下列出常見的次發性不寧腿的原因：

- 孕婦。
- 缺乏鎂、維他命 B12 或葉酸。
- 缺鐵性貧血。
- 風濕性關節炎。
- 尿毒症或糖尿病引起的周邊神經病變。
- 甲狀腺功能低下。

- 巴金森氏症。
- 脊髓病變。
- 藥物（如：三環抗憂鬱藥物、鋰鹽、鈣離子阻斷劑）。
- 其他物質（如：咖啡因、酒精）。

盛行率

不寧腿的患者中 33% 的人有家族史。據美國統計中，約 2-5% 民眾有症狀輕重不一的不寧腿；在加拿大的流行病學研究中，有 5-10% 的人有輕微症狀的不寧腿症候群；瑞典學者曾以 18 至 65 歲的婦女作研究，發現其中有 11.4% 的婦女符合不寧腿症候群的診斷標準；日本不寧腿症候群的盛行率為 3%，而新加坡的盛行率只有 0.1%，遠低於歐美。

不寧腿症候群的患者，約有超過 1/3 的患者，在 10 歲之前會開始出現症狀，有時候部分症狀跟「生長痛」或「注意力不足過動症（ADHD）」雷同，以至於被忽略，大部分患者通常會在 40 歲以後，當症狀變得嚴重時才去求醫。

根據統計 27% 的孕婦有不寧腿症候群，通常在產後 10 天內，症狀會逐漸消失；另外在作血液透析或腹膜透析的尿毒症患者有 20% 至 40% 會出現不寧腿症候群的症狀；而在缺鐵性貧血引起的不寧腿症候群，症狀主要缺乏儲鐵蛋白（ferritin）

有關，當血液中儲鐵蛋白小於 50mcg/L 時，就比較會罹患不寧腿症候群。

診斷

不寧腿症候群的診斷，除了靠詳細的病史詢問及患者藥物的使用情況外，還需瞭解是否有之前提到會引起不寧腿症候群的潛在病因，因此實驗室檢查項目包括各項血球檢測、儲鐵蛋白、葉酸、維他命 B12、血糖、肝腎功能、鎂離子、鐵離子跟類風濕關節炎相關因子等檢測，有時還需肌電圖、神經傳導檢查或睡眠生理腦波圖等。

治療

關於不寧腿症候群的治療，應盡量找出可能病因，其中 15% 的患者在症狀發生一個月或數月後會自然消失。若症狀一直持續下去，可指導病患在上床前做後小腿的伸展運動，若症狀還是無法改善，就需要藥物的幫忙。

目前發現不寧腿症和中樞性多巴胺及內生性鴉片系統（Endogenous opiate system）功能異常有關，因此治療不寧腿症候群，最常使用的藥物包括：

- **多巴胺促進劑**：如 pramipexole（商品名：Mirapex

樂伯克）及 ropinirole（Requip 力必平）等。

- **安眠鎮定藥物**：如 clonazepam（商品名：Ricotril 利福全）或 lorazepam（商品名：Ativa 安定文）等。
- **肌肉鬆弛劑**：部分藥物有一定程度的幫助。
- **補充缺乏物質**：缺鐵、鎂或是維他命 B12 的民眾應適當補充。

耳鳴

耳鳴（Tinnitus）一詞源自於自拉丁文「Tinnire」，意為響鈴聲。指的是患者在沒有外界聲音刺激下，頭部或耳朵聽到聲音的感覺。

人的聽覺系統，一般由聲波經介質（如空氣或水）到外耳 -> 中耳 -> 內耳 -> 大腦。所以途徑中只要有一個地方出問題，就有可能造成耳鳴的現象。

目前認為，耳鳴也可能是因為腦部處理聲音訊號不協調的結果。像是隨著年紀的老化，聽力衰退後，腦部會試圖把聲音放大，過度放大的結果，有如收音機轉大聲了，會聽到一些雜音，那就是耳鳴。

盛行率

耳鳴相當常見，盛行率可達 10%，以年長者居多，65 歲以上的老年人更高達 1/3。耳鳴的患者中約 40% 有聽力問題、約 40% 對聲音敏感。而在本身有聽力障礙的族群，耳鳴盛行率更高達 75~80%。其中的 2~5% 患者日常生活受到困擾，甚至影響社交活動。另外，耳鳴的患者常伴隨有憂鬱或失眠等疾病，使得治療更加複雜困難。

有學者對於耳鳴種類分類：

- **客觀性耳鳴（Objective tinnitus）**：常為血管性或肌肉性問題。
- **主觀性耳鳴（Subjective tinnitus）**：常為聽神經傳導路徑或大腦皮質問題。

也有學者將耳鳴分為「非神經性」與「神經性」兩類：

- **非神經性**：耳屎、耳咽管功能差、外耳炎、中耳炎、耳朵附近肌肉痙攣或血管異常、耳膜破裂、鼻咽癌等。這類耳鳴通常比較低頻或有脈動的特性。
- **神經性**：神經受到有毒物質傷害、噪音、內耳或腦部循環不佳、病毒感染，內耳或腦部受到外傷或撞擊，或是自體免疫性發炎、聽神經瘤等。另外，內耳或腦部自然的退化或高血壓、糖尿病、高血脂症、肥胖與慢性腎臟病等，也會造成耳鳴的症狀。臨床上，神經性耳鳴通常是高頻率的聲音，沒有搏動感，對藥物治療的反應不佳，更會造成失眠、焦慮、憂鬱、精神不佳等症狀，進而也會影響日常生活與工作表現。

耳鳴的相關危險因子包括：

1. 噪音：爆炸、吵雜環境、鞭炮。
2. 受傷：頭部外傷、腦出血。
3. 感染：中耳炎、鼻竇炎。
4. 失眠、睡眠呼吸中止症。
5. 其他因子：藥物或壓力。

耳鳴的產生和腦部兩大系統有密切關係：

- **網狀結構**：網狀結構身體警覺性有關。會從環境中篩選有意義的聲音加以放大。若生理處於敏感狀態，則會有異常高的警覺性，對聲音就容易過度敏感。
- **邊緣系統**：邊緣系統掌控情緒，大腦皮質會和邊緣系統連結來做聲音訊息的處理，若邊緣系統處於過度緊張狀態，容易對聲音感覺強烈情緒反應，像是輕微聲音就可以讓自己很焦慮等。

而有些病患聽力正常，結構上也沒有問題，這樣的耳鳴如何解釋呢？其實還是可以找到一些可能原因：像是失眠、壓力、作息不正常、自律神經失調或感冒等，這些都有可能讓網狀結構與邊緣系統處於緊張狀態而造成耳鳴。

壓力造成腦部邊緣系統不穩定 -> 造成耳鳴 -> 因耳鳴不適造成壓力變大 -> 邊緣系統更不穩定 -> 惡性循環。

評估

耳鳴的症狀應該先做詳細評估：

- 何時開始耳鳴，已經多久。
- 單側或雙側耳鳴。
- 持續或間斷。
- 高音或低音。
- 蟬鳴、嗡嗡或轟隆。
- 是否與心跳脈動同步。
- 與壓力或睡眠是否相關。
- 與咖啡或茶是否有關。

治療

關於耳鳴的治療包含：

- 耳鳴衛教。
- 改善可能潛在病因：如失眠、情緒、中耳炎、自律神經失調、血管循環不佳。
- 如果是耳朵結構性問題，少數可經手術改善。

- 藥物治療。
- 心理治療。
- 戴助聽器。
- 聲音療法：白噪音，即寬頻聲音，也就是增加環境中的中性噪音如風聲、雨聲、流水聲或海浪聲等。

衛教

- 耳鳴要小心可能是心血管病變的前兆。
- 通常耳鳴不會造成耳聾，但如果有惡化請找耳鼻喉科醫師或神經內科醫師評估。
- 持續單側的耳鳴建議就醫評估檢查。
- 目前並無針對耳鳴的特效藥，一般常用處方包括維他命B12、血管循環劑、鎮定劑或自律神經藥物。

耳鳴不一定是耳朵的問題，而是大腦過度活躍導致的感知異常。證據是，就算把聽神經切掉，也有許多病患耳鳴沒有改善。當左耳有耳鳴時，有的人蓋住左耳，反而會讓耳鳴在右耳出現，反映出可能是大腦聽覺皮質的代償與過度活躍。

常被忽略的是，耳鳴跟情緒、以及自律神經系統的關連。擾人的耳鳴，常會讓人心情不好、心神不寧、擔心自己發生什麼重大的身體問題，同時干擾睡眠，導致失眠。而失眠、心情不好、自律神經系統不穩定、過度疲勞，又會讓聽覺皮質的過度敏感惡化。

睡眠呼吸中止症，是常見引起耳鳴的原因。約有 70% 的耳鳴病患，都伴隨有睡眠障礙的問題。台灣研究發現，有睡眠呼吸中止症的成年人，未來發生耳鳴的風險是正常人的沒 1.36 倍。以往大家認為耳鳴造成噪音，進而造成失眠，這研究指出，如果長期有睡眠障礙如睡眠呼吸中止症，會提高耳鳴風險，跟過往的觀念不同。

耳鳴舒緩方式

1. **聲音遮蔽法：**用耳鳴掩蔽器治療耳鳴，利用外界的聲刺激來抑制內耳或聽神經的自發性興奮，也可用助聽器代替掩蔽器。
2. **心理治療：**透過團體治療，減輕心理壓力，並利用不同的生物反饋信號，訓練患者進入鬆弛狀態，恢復體內相對平衡，以達到治療耳鳴的目的。

年齡

正常人會隨著年齡的增加，生理系統會有轉變。一般來說睡眠的熟睡期和做夢慢慢減少，淺睡期和總睡眠時間會慢慢增加。所以通常老人家會有比較早起床，到公園做運動或是去菜市場買菜的現象。

但這種現象嚴格來說並不是病症，只要白天睡醒仍是精神飽滿及活動正常，沒有過度疲憊倦怠，不用特別需要就醫。

我在門診看診時，常會遇到一些五、六十歲的民眾擔心失眠而來就醫，覺得自己睡眠時間變短或是早起，覺得很緊張，我通常會給予詳細衛教後並請他們不用緊張，這是正常的生理現象。

但是有些長者晚上沒辦法入睡，一定要電視開著才能睡著，少數甚至在椅子或沙發上就睡著，或是白天昏昏沉沉也在睡，這通常都是有睡眠障礙問題，或是有其他的問題導致睡眠週期）紊亂，建議就醫治療。

打呼

很多人都聽過別人打呼（ Snoring ）。人在入睡後，由於呼吸道肌肉張力降低，使得呼吸道變得較狹窄，如果再加上有鼻腔、鼻咽、口咽或咽喉結構上狹窄的情形，將會造成呼吸氣流的進出遇到相當的阻力，而產生打呼或呼吸暫停的現象。一般成年人約有 20%的人會打呼。中老年以上的男性大約有 60%會打呼，女性大約有 40%。

打呼者自己本身未必有感，但會增加心血管疾病的風險（高血壓、中風或心臟病），不可不慎。另外打呼往往影響的是枕邊人的睡眠品質，嚴重打呼的民眾，往往也罹患了「睡眠呼吸中止症（Sleep apnea）」。根據研究統計，打鼾的人中有四分之一為睡眠呼吸中止症患者。

睡眠呼吸中止症的嚴重程度，臨床上以「呼吸中止指數（AHI）」來鑑別診斷，依美國睡眠醫學會的定義，AHI 值 5~15 為輕度，15~30 為中度，超過 30 則為重度。重度的患者，白天通常還會有許多症狀，像是嗜睡、記憶力差、容易恍神發呆、知覺干擾、頭痛或頭暈等。

睡眠呼吸中止症患者睡著後，咽喉部分的呼吸道塌陷造成呼吸停止。多數人病症的成因是肥胖，脖子脂肪太多或軟組織肥厚；有人則是因先天骨架影響，如下巴後縮，或肌肉張力不足所致。依患者在呼吸暫停時，胸腹部呼吸肌肉及橫膈肌是否有呼吸運動，又可分為：

- 阻塞性。
- 中樞型。
- 混合型。

患者由於處於缺氧狀態，身體會掙扎想要呼吸，導致無法好好休息，就好像睡個兩到三分鐘就有人來推你一下，這樣的睡眠品質根本不好。長期暴露在缺氧的風險之下。最麻煩的是，當事者常常沒有感覺或是沒有特定的症狀，有些人只是覺得精神不濟，根本不知道要就醫檢查，因此這個病症會是潛在的殺手。臨床上常見的是，枕邊人覺得打呼聲音越來越大，吵到睡不著，押著伴侶來就醫。

根據研究統計，下列的人比較容易有打呼的情況發生。

1. **結構異常：**造成上呼吸道呼吸氣流的阻力增加，例如扁桃腺過大、鼻中膈彎曲、先天或後天的顏面異常、舌頭過大等均易造成打呼的現象。
2. **神經肌肉異常：**支配氣管擴張肌的神經或肌肉本身無法執行正常的功能，常造成呼吸氣道的狹窄，而有打呼的情形。再來是睡覺的姿勢亦會影響，當人仰臥的時候，會導致舌頭向後掉及腹部往胸部推擠，也容易加重打呼的症狀。

3. **睡眠不足：**會因肌肉張力減少及延緩咽部擴張肌的收縮，而誘發或加重打呼的症狀。
4. **性別：**打呼好發於男性。而女性荷爾蒙被認為可以增加上呼吸道的肌肉張力，減少打呼機率。但女性更年期之後這保護力會減少。
5. **荷爾蒙：**甲狀腺機能低下症的患者可能會有黏膜水腫，造成上呼吸道的狹窄而造成打呼。肢端肥大症（Acromegaly）常會伴隨著大舌頭、咽部黏膜肥厚及顏面骨質的變化，也容易會導致打呼。
6. **藥物或酒精：**引發或加重打呼的症狀。例如酒精，鎮靜安眠的藥物等。
7. **抽菸和肥胖：**也會增加打呼或阻塞型呼吸暫停症候群的機率。
8. **年齡：**中老年人（40 歲以後）打呼及呼吸暫停症候群的盛行率，遠比年輕人要大得多。

目前治療打呼的方法有藥物治療、行為治療、口腔矯正裝置、連續性呼吸道正壓呼吸器（CPAP）和手術治療等。

行為治療與衛教包括了以下幾種可能可以改善打呼的方式：

1. 減重。
2. 側睡。
3. 避免安眠鎮靜藥物過量。
4. 避免睡眠不足。
5. 避免睡前喝酒。
6. 睡覺時將枕頭適當抬高。
7. 如有鼻子過敏就要積極治療。
8. 睡前避免大吃大喝。
9. 戒菸。

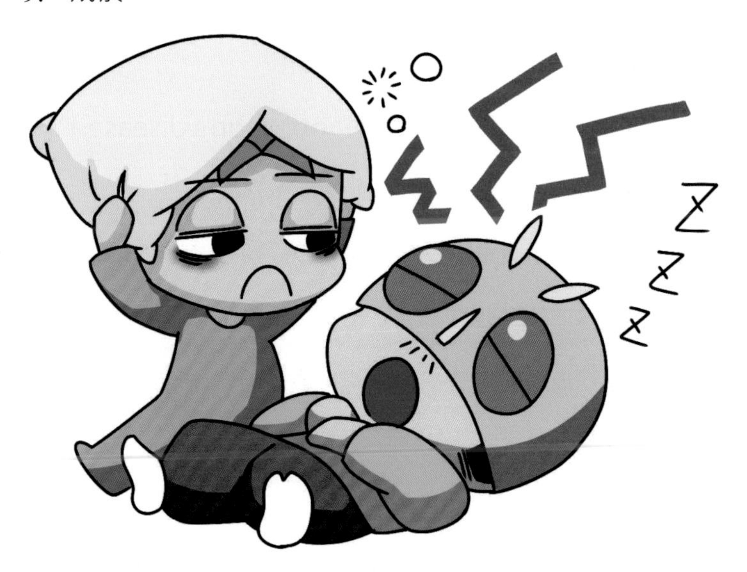

打呼會影響自己及他人睡眠品質下降。

磨牙

磨牙（Bruxism）的成因相當複雜，目前認為與情緒、壓力、牙齒和睡眠疾患等因素相關。

- **情緒**：焦慮和壓力是磨牙最常見的原因，但研究確實發現，當你過度擔心，越有可能在晚上磨牙；壓力越大，晚上磨牙的情況越嚴重；你越想避免壓力，磨牙有可能越嚴重。學生考試期間壓力大，磨牙狀況會加劇。
- **牙齒**：牙齒排列不齊、缺牙、牙齒咬合不正都可能會造成磨牙，建議找牙科醫師進行診斷處理。
- **睡眠**：有睡眠障礙的患者，部分也會磨牙，建議找精神專科醫師評估診療失眠的問題。
- **其他**：亨丁頓舞蹈症（Huntington's disease）或帕金森氏症（ Parkinson's disease）等。

【補充】：亨丁頓舞蹈症是一種會影響到腦部細胞的遺傳性疾病，早期症狀是情緒或智力輕微問題，接著是步伐不穩定。隨著疾病惡化，運動困難、言語能力和心智能力下降，甚至無法說話。

較少患者因為單純的磨牙就醫，而是當有更嚴重的問題，例如張閉口時會疼痛、嘴巴打不開、聽到關節有雜音等等的症狀來求診時，而被診斷同時有磨牙的問題。磨牙的患者主要抱怨的症狀，多數是牙齒容易敏感，吃冷熱食物時會痠痛，及臉頰肌肉疼痛或僵硬。

有些人因為獨居或單獨睡覺，沒有旁人提醒磨牙問題。對國字臉的人來說，國字臉的人不一定會磨牙，但是磨牙久了，可能會因為肌肉逐漸發達，變成有點國字臉的外形。

磨牙如果是情緒或壓力引起的，必要時可以轉介身心科或精神科。而如果是睡眠呼吸中止症，可以看耳鼻喉科、牙科和胸腔科，可以由睡眠呼吸檢查和診察來找出原因。

磨牙的情況一般會隨著年紀增長而頻率降低，原因並不清楚，但推論與神經、肌肉系統老化，反應變弱有關。

夜間磨牙可以考慮睡覺時配戴咬合板以減少磨耗。而如果是顳顎關節障礙伴隨磨牙，則需要同時進行治療，一般顳顎關節障礙症分為關節或是肌肉的問題，像是有些人打開嘴巴時會聽到咔咔的聲音，可能是關節軟骨位置跑掉，大部分的患者不會有症狀，但有症狀者可能會張口困難，甚至嘴巴卡死打不開。

顳顎關節障礙症的治療會先以保守治療，口服藥、打針以及配戴咬合板為最常見的方式。如果是較嚴重的症狀，例如軟骨破掉、裂開 、沾黏，則須視情況開刀治療。

改善磨牙方法：

1. **運動**：運動有助於紓壓，並可以改善新陳代謝、肌肉張力及情緒。
2. **睡前洗熱水澡**：適當的溫熱水可以放鬆臉部肌肉，或者拿條臉巾泡熱水後，敷在顎肌周圍。
3. **放鬆**：在睡前釋放壓力是一個好方法，睡前可以嘗試放鬆訓練哦！ 另外適當的按摩也有助於身體放鬆。
4. **改善情緒**：若有焦慮或憂鬱情況，可尋求精神科醫師或心理師專業協助，改善情緒進而減少磨牙次數。
5. **避免耐嚼的食物**：減少吃口香糖、牛排，或其他耐嚼的食物，讓肌肉休息。
6. **求助牙醫**：最後，若磨牙仍無法緩解，可以求診睡眠中心或是專業牙科醫師，幫你配製合適的牙套，在睡覺時帶上保護牙齒。

手機藍光

光線本來就會影響人體的晝夜節律，2003 年一項研究，讓一群人在山中露營一週，只有自然光，沒有任何電子設備，不少受試者本來是夜貓族，經過一段時間後，受試者的生理時鐘跟著日出日落一致。這是因為人腦中的松果體（Pineal gland）會受到光線影響，而松果體會分泌褪黑激素來調節生理時鐘。一般來說，松果體會在睡前幾小時開始釋放褪黑激素，減少人的警覺度，進而進入睡眠階段。

現代人長時間接觸手機及 3C 產品，睡覺前也常常持續滑手機，其實手機的螢幕藍光會抑制松果體釋放褪黑激素，對睡眠品質有不良的影響，嚴重的還會造成失眠以眼睛病變。

研究發現，夜間暴露在電腦螢幕前五小時的受試者，褪黑激素的分泌量較少和比較不會疲倦。而成人接觸藍光約莫兩小時後褪黑激素就會開始降低，而青少年受藍光刺激的量只要成人的 1/10，就會比成人抑制更多褪黑激素。

2013 年美國學者菲格奎羅（Mariana Figueiro）研究發現，晚上只要使用平板兩小時，就會抑制褪黑激素分泌。

2014 年布里根婦女醫院進行了為期兩週的臨床試驗，發現比起晚上閱讀紙本書籍的受試者，睡前使用平板電腦四小時的人，比較不會想睡覺，平均多花 10 分鐘才睡著，而且睡眠比較淺。卡吉爾根及其他科學家也發現，這些效應在青少年身上特別明顯。

越來越多研究證據指出，許多電子螢幕尤其是藍光螢幕特別會妨礙人們睡眠，因此晚上睡覺前盡量少用手機，睡覺時記得完全關機。

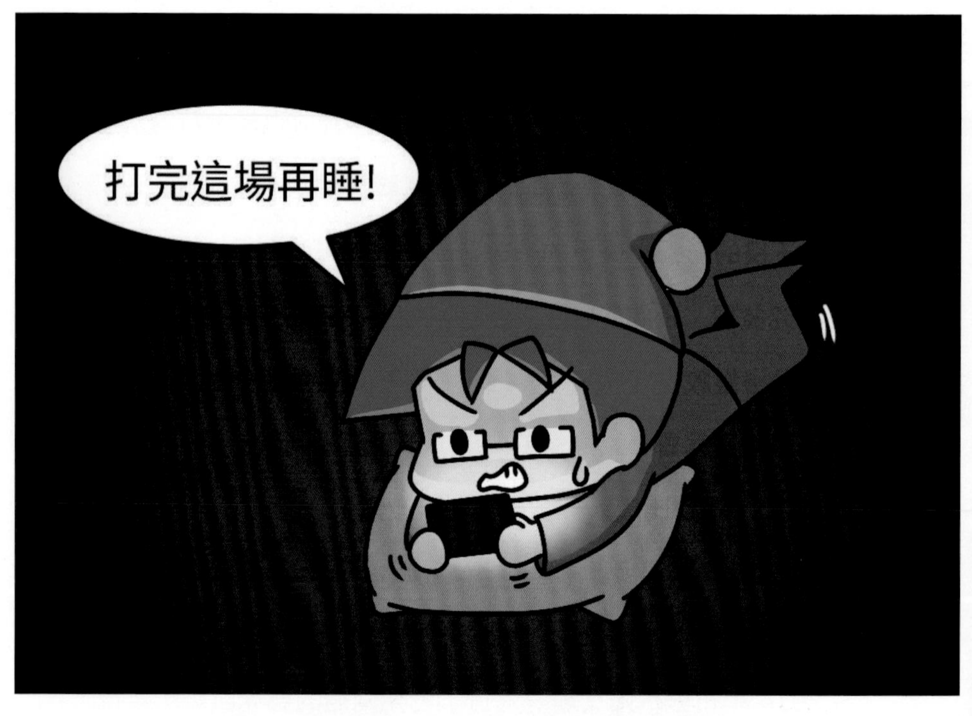

晚上玩手機，藍光容易造成失眠。

醫院也瘋狂漫畫【手機藍光】

睡前滑手機，手機藍光會容易讓人失眠和視力受損喔。
看診就醫
真的嗎?!那我以後睡前關機。

ZZZ

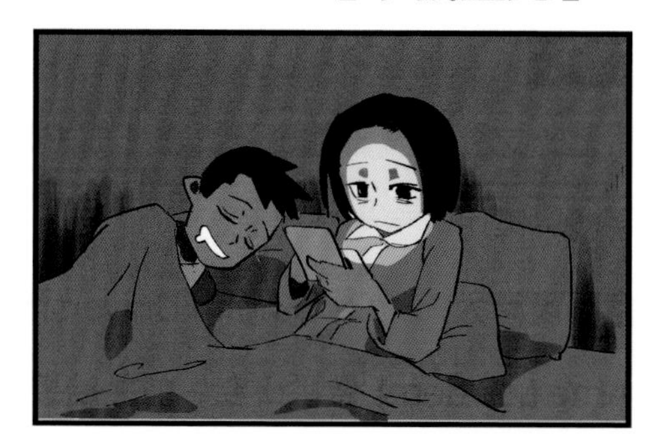

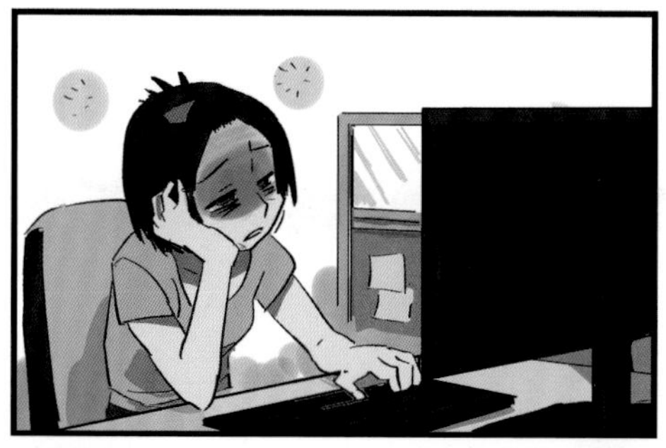

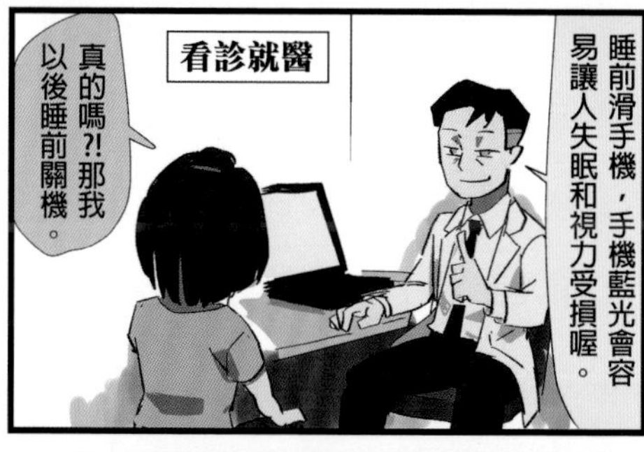

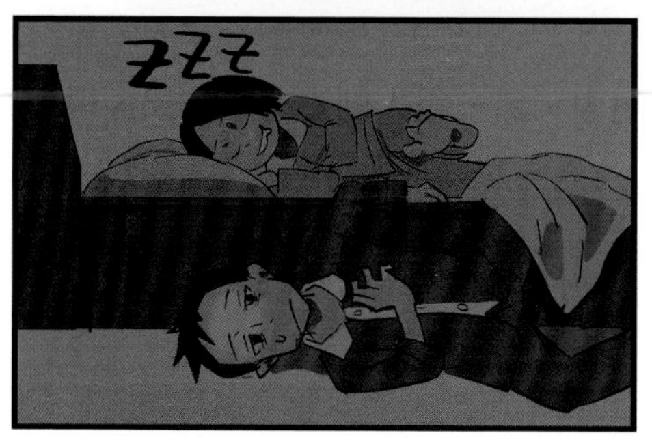

手機電磁波

手機除了藍光之外，其實電磁波也會造成失眠。睡前滑手機和睡覺不關機，都可能會造成淺眠。

瑞典斯德哥爾摩大學（Stockholm University）的學者阿恩 ．洛登（Arne Lowden）做了研究，並將結果刊登於國際期刊《生物電磁學（Bioelectromagnetics）》上，研究中 48 位平均 28 歲的受試者，在為晚上 7 時 30 分至 10 時 30 分（長度 3 小時）接受手機電磁波暴露後，深睡期減少 12%、淺睡期增加 4%，而且要花更多的時間才能進入深睡期。

如果有失眠問題，建議除了調整生理作息、白天規律運動和避免睡前喝咖啡和茶之外，睡前應盡量避免使用手機，睡覺時也記得將手機完全關機，以免干擾睡眠品質。

瑞典的卡羅琳學院（Karolinska Institute）、烏普薩拉大學（Uppsala University），以及美國密西根州韋恩州立大學（Wayne State University）的學者共同研究，將 18-45 歲的 35 名男性與 36 名女性，分成兩組，其中一部分人暴露於手機電磁波的環境中，另一組人則沒有。結果發現，暴露於電磁波下的受試者，得花較多時間進入第一階段的深層睡眠，停留在最深層睡眠的時間也較少，對睡眠產生不良影響。

時差

時差（Jet lag）是許多出國民眾都有的痛苦經驗。地球的時區以位於英國的格林威治天文觀測台為標準，分為 24 個時區，往東的地區為「+」小時，到 +12 小時為止。往西的地區「-」小時，到 -12 小時為止。

當我們由一個時區飛到另一個時區，若橫越三個以上的時區，約 80% 的人會有日夜節奏混亂，導致白天無法集中注意力、倦怠、頭痛或晚上失眠等狀況。

如何調整時差

- 分段飛行，能有中途站的休息。
- 如停留時間短於三天，一般並不建議調整生理時鐘。
- 在到達的最初幾天，可藉由短暫的睡眠來改善時差的症狀。時間是越短越好（應少於 45 分鐘）。
- 重要事情（會議）儘量安排在出發地的最清醒時段與目的地的最清醒時段互相重疊的時間。
- 往東飛的航程（如由台灣飛往夏威夷）：時間會變早，出發前三天可以試著每天提早 1 小時睡覺。
- 往西飛的航程：時間變晚，出發前三天可以每天晚 1.5 小時睡覺。

- 抵達時間盡量選白天，這樣除了不用強迫自己到達目的地要立即入睡外，也可以更快融入當地的活動。
- 到達目的地之後如果是白天，應保持日間的活動，抑制住睡意，到晚上 才上床睡覺。到達目的地之後如果是晚上卻沒有睡意，可以吃顆短效的安眠藥（如酣樂欣 Halcion、使蒂諾斯 Stilnox、導美睡 Midazolam 或戀多眠 Lendormin 等）。
- 白天可以喝一些咖啡或茶以維持清醒，或給予大於 2000 流明（Lux）的日光照射時，可以減輕時差症候群的症狀，適當光線也能刺激松果體及下視丘，加速時差的調整。所以一天內照射五小時以上的自然光能幫助調整時差。

目前有些研究認為服用褪黑激素（Melatonin）可以幫助調時差、另外有些研究卻認為褪黑激素的幫助效果有限。褪黑激素目前在各國大多屬於保健食品而非藥品，完整的治療效果仍有待進一步確認。

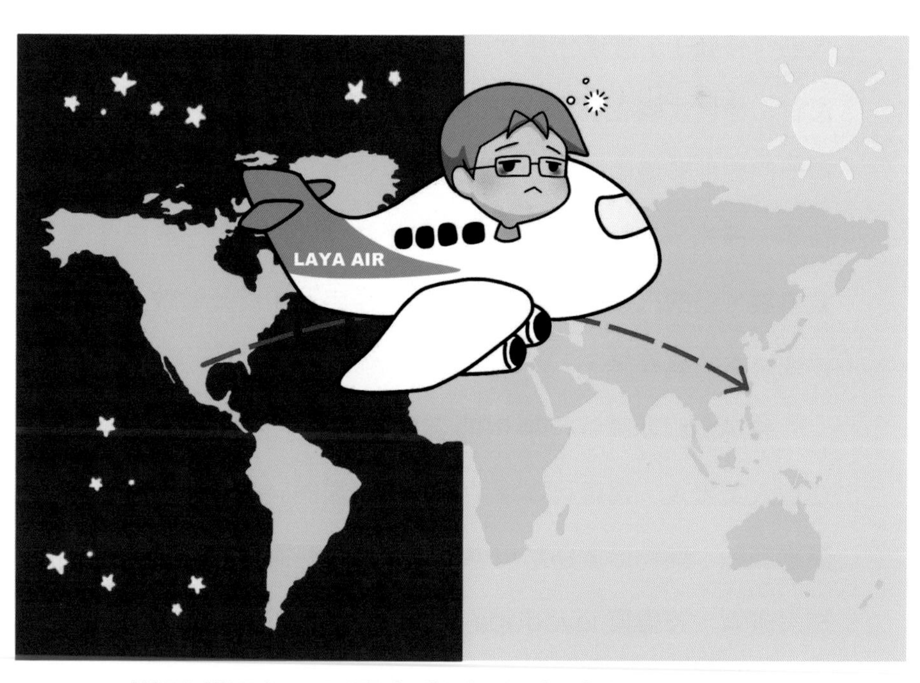

搭飛機到不同國家常會產生時差而失眠。

快速動眼期睡眠行為疾患

快速動眼期睡眠行為疾患（REM behavior disorder，簡稱RBD），簡單來說，就是大腦睡著了而身體沒有睡著。此症患者男性占了約九成，首次發病多在中年以後。

患者是睡著後進入快速動眼期（做夢期）後，大腦會暫時抑制身體的運動中樞，讓身體肌肉張力下降（暫時使身體無法大動作移動），才能休息狀態。但快速動眼期睡眠行為疾患的患者，他們大腦在快速動眼期睡眠時的抑制機制失去作用，使得他們會把夢境中的動作帶到現實生活中，像是在床上說話、揮手、掙扎、攻擊，甚至逃跑。最後往往會造成自己或床伴傷痕累累。但醒來後患者只會記得夢境中自己如何反擊敵人、追逐或逃跑的過程等。

快速動眼期睡眠行為 RBD 疾患雖然少見，但出現的時候往往惱人又擾人，建議可以求助精神專科醫師討論，必要時使用藥物調整，藥物治療通常反應不錯，像是利福全 clonazepam、褪黑激素、美道普 levodopa 或樂伯克 pramipexole 等。

另外要注意的是，部分醫師認為快速動眼期睡眠行為可能是某些神經退化性疾病的早期症狀，像是包括巴金森氏症、路易氏體失智症（Dementia with Lewy Bodies）或多發性系統退化症（Multiple system atrophy）等。

夢囈（夢話）

有的人會在睡眠中說話，大部分都是經由旁人告知才知道，表現的形式可以包括了說話、哼歌或哭笑，有時候內容是連貫的言語，有時只是模糊字句，也有時候甚至可以跟別人對答。

一般來說，說夢話通常是在睡眠週期中非快速動眼期（NREM）的第 1 期及第 2 期出現，可能是睡眠週期被干擾或是意識部分清醒導致。但說夢話也有可能在快速動眼期（REM）中的特殊狀況，比方說快速動眼期睡眠行為疾患、夢遊或是睡眠驚恐症等。

通常說夢話是不需要就醫的，但是如果因為說夢話聲音過大影響他人，或是影響到睡眠品質，可以就醫評估與診療。

夢遊

夢遊（Sleep walking）是大家耳熟能詳的名詞，它的正式稱呼是「夢遊症（Somnambulism）」。提到夢遊，大家腦海中可能會浮現一位穿著條紋式睡衣，雙手直挺挺地舉向前方，一邊閉著雙眼打呼睡覺，一邊在家中漫遊的光景，甚至腦海中還同時夢到晚上吃的美味大餐。

但其實現實中的夢遊跟這想像差很大。夢遊其實屬於睡眠疾患中的一種，約 1%~15% 的民眾曾有夢遊的經驗，其中多在兒童時期（6-8 歲時）開始出現， 12 歲時達到顛峰，成年後會逐漸改善消失，雖然也有成人夢遊的現象，但較少見。

夢遊是發生在睡眠的「深睡期」，也就是「非快速動眼期（NREM）」中的第三期和第四期。所以其實「夢遊的時候是沒有在做夢的！」因為做夢是在睡眠週期中的「快速動眼期（REM）」發生的。

夢遊臨床的表徵，最常見的是突然從睡覺中起來，漫無目的走來走去，步伐緩慢但能避開障礙物，有時喃喃自語甚至可以跟人對話或是進行一些複雜行為。

夢遊的原因迄今仍不明，有學者認為與基因遺傳有關，有的則認為跟一些心智疾患（如妥瑞氏症或精神分裂症）有關。

值得注意的是，部分民眾在服用某些安眠藥之後，會有夢遊的情況。此時應盡快告知醫師，並且更換安眠藥物。

筆者在當見習醫師時，曾聽聞一位患者吃完安眠藥後，夢遊開車離開醫院之後再回來的！期間那位病患完全沒有任何記憶，令人直呼可怕。

歷史上曾經發生過疑似在夢遊中殺人的可怕案例 :1846 年，美國民眾阿爾伯特·傑克遜·帝雷爾（Albert Jackson Tirrell）被指控在夢遊中殺了他的情人，因為犯刑是在夢遊中進行，最後獲判無罪。而這判決結果，當然引起社會譁然與轟動。

夢遊的治療，主要先以改善睡眠衛生習慣為主，再來是改善睡眠時的周遭環境，如都未明顯改善，最後才考慮藥物治療。

家裡如有夢遊個案，須注意：

1. 房內陳設盡量簡單， 避免受傷或接觸到危險物品。
2. 白天過度勞累或興奮時，夜間較容易出現夢遊現象。
3. 若夢遊頻率過高或有受傷的危險，建議尋求醫師協助。

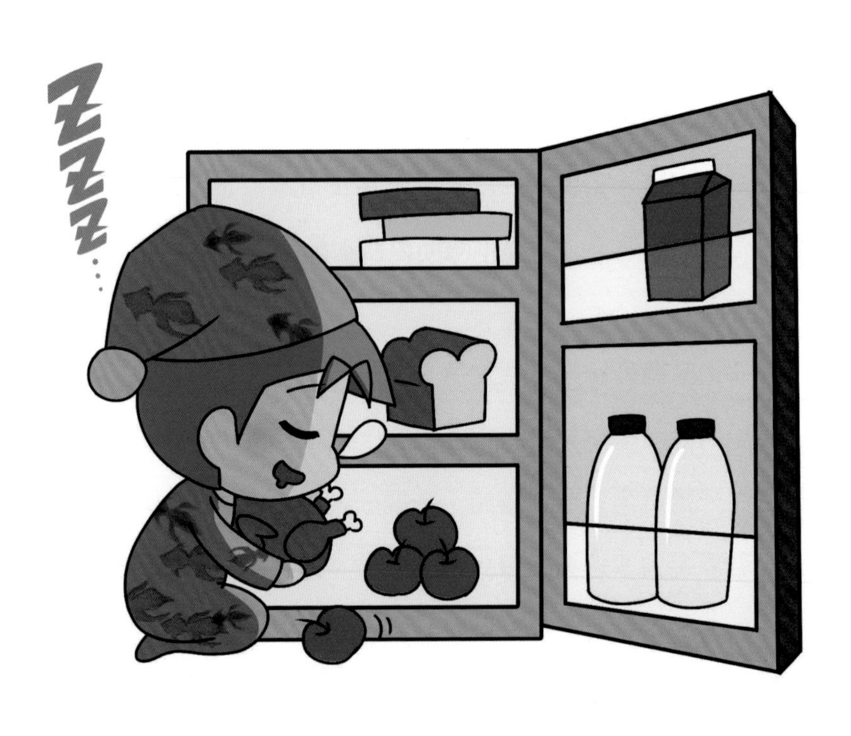

部分民眾服用安眠藥後可能會出現夢遊或夜食情形，減藥或換藥即可改善。

抽菸

抽菸吸入的尼古丁不僅有成癮性，還會讓失眠的風險增加四倍，除此之外還可能會造成自律神經失調、認知不良影響、荷爾蒙失調和性功能障礙等。

香菸造成失眠

2013 年，美國紐約羅徹斯特大學醫學中心醫師伊爾凡·羅曼（Irfan Rahman）和研究團隊發表了一項研究，刊登於「美國實驗生物學聯會期刊（FASEB Journal）」，發現香菸會引起發炎反應，進而影響肺部、心血管和神經生理功能，導致生理時鐘紊亂。

研究以老鼠進行實驗，將老鼠分成兩組，一組接觸新鮮空氣，另一組則整天接觸香菸。研究人員發現，若短期接觸香菸，香菸會減少身體內一種稱為「SIRTUIN 1」的蛋白質，這種分子與肺部、大腦及生理時鐘息息相關，香菸減少這類分子活動後，會讓睡眠生理時鐘紊亂。一旦老鼠不再接觸香菸後，情況就獲得改善。因此當一個人抽菸，也可能會和老鼠出現同樣變化，造成失眠。而從另一個角度來看，戒菸應該能改善抽菸者的睡眠品質。

急性尼古丁中毒對睡眠影響

急性尼古丁中毒的患者（例如使用尼古丁貼片又繼續抽菸的患者），尼古丁會影響睡眠週期中的睡眠快速動眼期（REM sleep）、慢波睡眠期（Slow wave sleep），以及總睡眠時間（Total sleep time）。

- 尼古丁會降低睡眠快速動眼期的長度：而快速動眼期和聯想與創造力有密切關係。
- 尼古丁會縮短慢波睡眠期的時間：而慢波睡眠能幫助我們進行記憶鞏固與恢復體力。
- 尼古丁會減少總睡眠時間的長度：導致睡眠不足。

慢性尼古丁中毒對睡眠影響

在慢性尼古丁成癮者（長期抽菸者），尼古丁會造成睡眠潛伏期（Sleep onset latency）延長，也就是說患者需要更久的時間才能入睡，並且造成患者白天嗜睡，當然，前述的總睡眠時間與慢波睡眠期的時間也會跟著減少，甚至在慢性尼古丁成癮者身上，還會出現睡眠效率（Sleep efficiency）減少的情況。

尼古丁戒斷對睡眠影響

尼古丁成癮者若一段時間沒有抽菸而開始出現尼古丁戒斷症狀（Nicotine withdrawal symptoms）時，患者的總睡眠時間會開始延長，並且之前被尼古丁抑制的睡眠快速動眼期也會跟著變多（REM sleep rebound），因此患者會抱怨開始多夢，而這些變化也和患者之前尼古丁的用量有關，通常在戒斷後的 1-3 天達到最高峰，並持續約 3 週，之後就會逐漸恢復到正常。

失眠患者通常知道要少喝咖啡和茶，卻常常忘記要避開香菸。吸菸會讓尼古丁隨著氣流進入肺部，再經由血液穿過血腦屏障，在腦部刺激交感神經，使腎上腺素、正腎上腺素增加，提高吸菸者的警覺度，血壓升高、呼吸加快和心跳變快等。

部分吸菸的人認為，心情煩悶抽菸比較放鬆後，可能會比較好睡。但事實上很多菸癮者以為自己沒有失眠問題，但事實上相對於不抽菸的民眾，入睡困難、半夜醒來、過早醒來、淺眠等機會都明顯比較高，即使最後的睡眠時間一樣，整體的睡眠品質仍是下降許多。

熬夜

家長常認為孩子晚上貪玩不想睡覺，隔天又因為懶惰不想上學編出許多藉口，完全沒想到這是一種睡眠問題。由於放假期間睡覺時間不固定、越來越晚睡，掌管睡眠的生理時鐘慢慢地產生改變，到了開學的時候，睡眠生理時鐘變得無法與上課作息時間同步，晚上睡不著、白天起不來（嗜睡）等睡眠障礙就隨之出現。在睡眠醫學裡，這是一種晝夜節律失調的問題，尤其是晚睡晚起的現象常見於青少年，主要是因為：

- **生理因素**：青少年褪黑激素分泌的時間點比兒童時期要來得晚，想睡覺的時間也就變得越來越晚，生理時鐘出現往後延遲的現象。
- **行為因素**：原本該就寢的時間，因過度從事上網、玩線上遊戲、上夜店跑趴等活動，讓人持續處在精神亢奮的狀態，甚至驅趕了睡意，到筋疲力盡想睡時，已經是東方魚肚白，日復一日，睡眠生理時鐘受到生活作息的影響而改變。
- **失眠**：由於睡眠生理時鐘的位置被往後推，想睡的時間無法配合生活作息而產生的失眠現象。舉例來說，暑假玩網路遊戲到凌晨四、五點才要準備睡覺，這時候身體沾上床可能不到五分鐘就呼呼大睡了。開學後，時鐘上的時間顯示深夜 12 點，得要上床睡覺，但躺在床上翻來覆去就是睡不著，以為自己得了失眠的毛病，其實是晝夜節律失調作祟。

- **嗜睡**：身體控制睡眠的生理時鐘主要是下視丘的神經核，它透過與松果體的聯繫來控制體內褪黑激素分泌的時間，生理時鐘有晚睡晚起傾向的年輕人，分泌量的高峰期會比一般人晚了好幾個小時，到了白天仍退不去濃濃的睡意，因此上半天的精神會比較差，坐在教室裡聽著台上的人口沫橫飛地講課，注意力卻不集中，不斷地「點頭如搗蒜」，但一到傍晚就精神煥發。

如何導正生理時鐘

最簡單的是「日出而作，定時起床。」生理時鐘的位移與大腦中的褪黑激素分泌有密切關連，想要用最自然的方法調整分泌的狀況，就要藉助太陽神的力量。睡覺時將臥室的窗簾打開一半，到了隔天早上讓太陽光自然透進來，慢慢地喚醒熟睡的大腦，起床後到戶外明亮的地方做個日光浴，約莫 30 分鐘，至少持續執行一個星期。

生理時鐘的穩定必須透過每日固定起床時間來維持，如果起床時間忽早忽晚，生理時鐘也會跟著忽前忽後，因此可以多準備幾個鬧鐘，讓自己每天在同一時間起床，到了週末也要按時起床，別小看兩天的補眠，這個舉動會讓好不容易穩定的生理時鐘又亂跑了。

晝夜節律失調就好比出國旅遊經歷時差問題一樣，可以藉由正確方法調整，但是需要給身體一些時間，慢慢地改變生理時鐘，遵守固定起床時間與光照的人，調整的速度也就越快，千萬不要讓睡眠問題成為開學的煩惱。

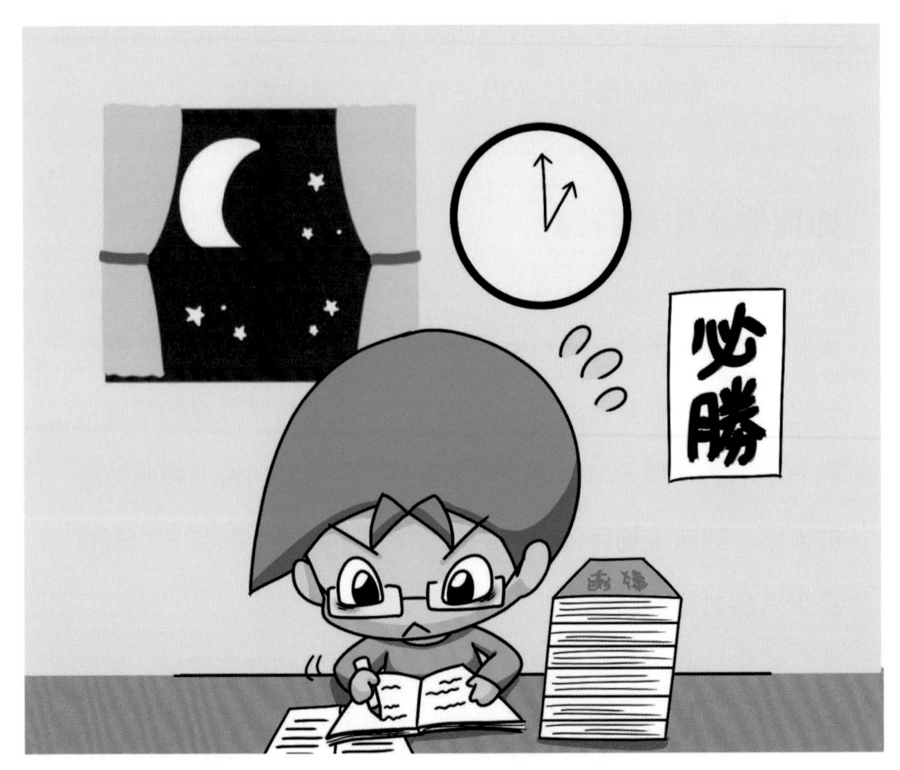

熬夜過久會導致生理時鐘紊亂而失眠。

醫院也瘋狂漫畫【熬夜失眠】

雷亞同學黑眼圈很重，最近沒睡好？

我熬夜準備考試，沒想到考完卻失眠
你應該是生理時鐘亂掉，正常作息搭配運動會改善！

但我覺得睡覺有點浪費時間，我可以拿來玩遊戲。
睡眠能讓身體和大腦修復，長期失眠容易造成情緒不穩和記性變差喔！

什麼?!所以我記性不好可能是失眠造成？
所以要早點睡喔！
你睡好也是金魚腦啦…

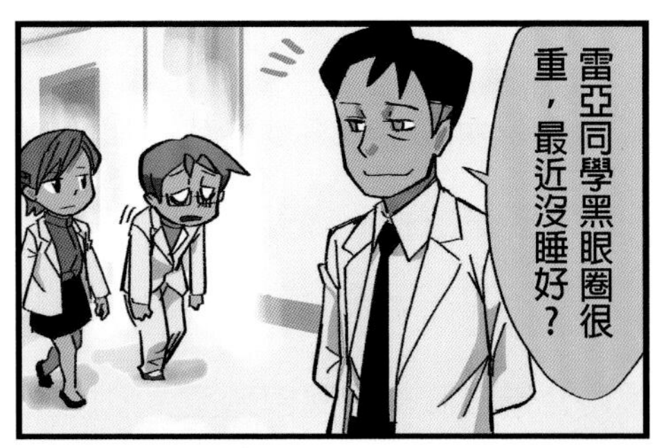

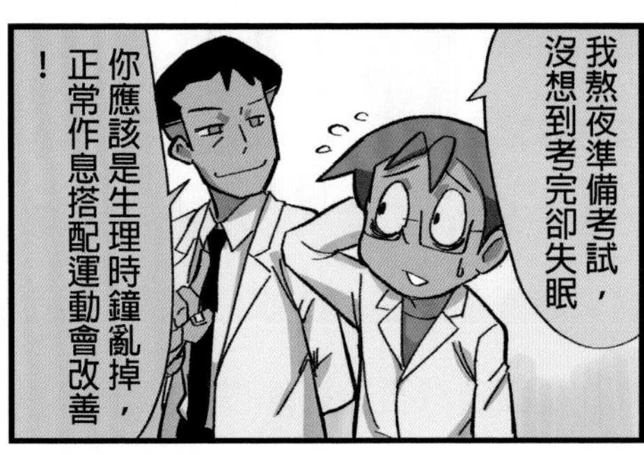

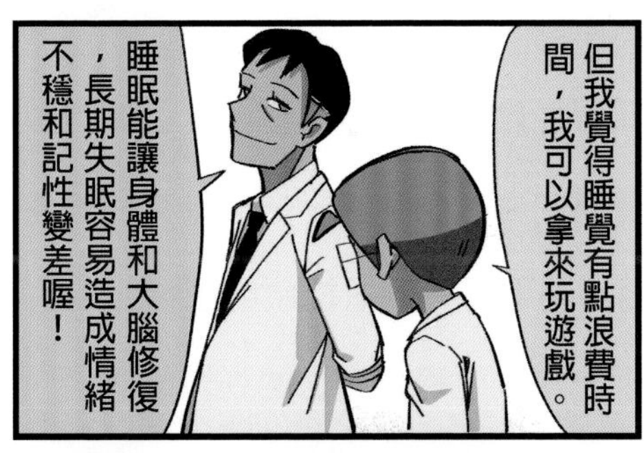

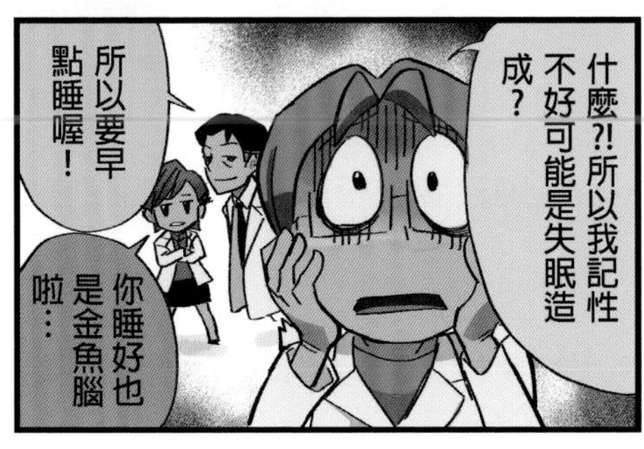

枕頭和床

睡眠品質跟床、枕頭和睡眠姿勢也有關，有的人起床後老是腰痠背痛，甚至受傷落枕，就要考慮睡覺的寢具和姿勢是否有待改進。

床如果太硬會造成腰部、腿部懸空，肌肉緊繃無法好好放鬆，脊椎重量也無法分擔。床太軟支撐力不足，身體下陷，呈現彎曲，肌肉也會緊繃。選擇軟硬適中的床墊，躺上去與脊椎的弧度配合，達到支撐分散體重的效果，就是最好的方式。

枕頭原則上要選足以支撐頸部、脖子，減少脊椎壓力的枕頭，躺上去時，枕頭邊緣要恰好能填滿頸部脖子凹的地方，幫忙支撐頸椎為原則。

另外，可以在膝蓋下方放一個小枕頭就可以讓下背部維持健康曲線，習慣向左右側睡者，把枕頭夾在膝蓋中間就能減緩背部疼痛，面部朝下者只要把枕頭放在腹部可以減輕身體負擔。

研究發現倒左側睡適合有胃酸逆流的患者，倒右側睡有助於降低血壓和心律。另一方面來說，左側睡的壞處是容易做噩夢；右側睡會影響孕婦供血給胎兒；仰睡容易磨牙；俯睡則是最差的姿勢，容易導致頭、頸部、肩膀和下背部受壓，加劇身體不適。

在睡眠時平均會翻身 20 到 40 次，通常翻身都是從頭先轉、身體再轉，若家中枕頭太軟，會因為翻身不易導致壓力過度集中在頭部的某一側，進而影響睡眠品質。

以解剖學而言，人體的頸椎及腰椎為前凸弧形，胸椎和薦椎則成後凸弧形，形成自然雙 S 型曲線。

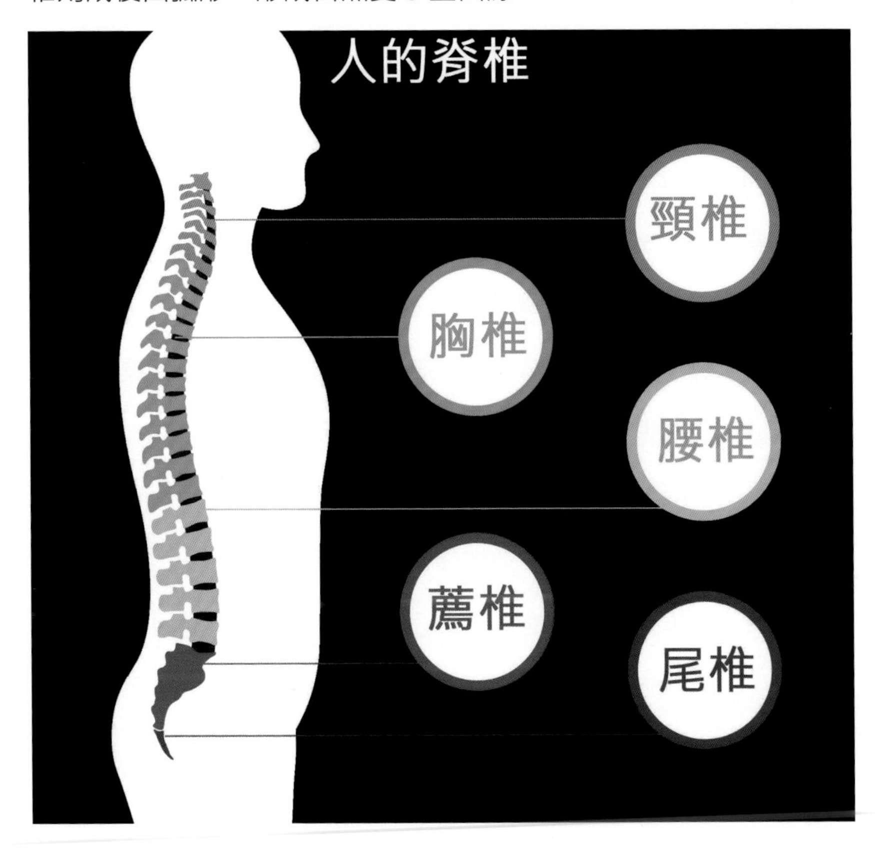

一般正常站立的情況下，脊椎承受壓力最小，但平躺時頸部和腰部為前凸曲線，會呈懸空狀態，需有支撐點，否則很容易因為過度伸展而造成傷害。

枕頭和床是支撐脊椎的重要關鍵。特別是五十歲以上的人，容易長骨刺，加上頸椎韌帶變肥厚，如果頸部過度後仰，椎間盤一關閉，很容易壓迫神經，更需要維持正確的睡姿。有的人會抱怨睡覺睡到一半，突然感覺手麻腳麻，很多時候是因為枕頭太高。頸椎僵硬，也容易造成動脈血管壓迫，產生血壓上升及腦血管病變。

健康適合的枕頭可以維持頸部自然曲線，降低關節肌肉的壓力與張力，達到放鬆效果。成語有句「高枕無憂」，但事實上高枕並非無憂，高枕事實上有害。

- 枕頭過高，無法維持頸椎前凸弧度，加重頸椎負擔。
- 枕頭太低，下顎向上抬，以口呼吸，容易打鼾。
- 不用枕頭，頸椎會過度伸展。
- 枕頭過軟，無法支撐頸部。
- 枕頭太硬，頸椎過度前凸，導致肩頸肌肉僵硬痠痛。
- 側臥時，一般枕頭容易壓迫頭頸部肌肉，建議用柔軟的大枕頭，中間用絲巾一綁，成蝴蝶狀枕，兩側可以支撐肩膀弧度，保有頸部曲線。

光線太亮

有些人怕黑、怕鬼或怕夜間視線不良，起床廁所怕會撞到東西或跌倒，睡覺會留個小夜燈或開燈睡，但其實會影響到睡眠品質造成失眠。因為夜晚燈光會讓人體褪黑激素分泌量減少，褪黑激素還有讓心跳速率減緩和血壓降低等作用。除此之外，睡眠中過亮的光線還會讓小孩生長激素分泌下降，造成長不高和免疫力下降等問題。

英國萊斯特大學（University of Leicester）和以色列海法大學（University of Haifa）合作的研究發現，讓兩群老鼠持續待在 12 小時的黑暗中，其中一群老鼠在黑暗中被突然開燈，持續 1 小時再關燈，另外一組都是處於黑暗之中。

結果顯示，在黑暗中突然接觸燈光的老鼠，其腦部松果體分泌的褪黑激素急速減少。因此研究人員認為夜間不僅不宜開燈睡覺，如果睡眠中要起床上廁所，也建議以昏黃或紅色燈光為優先（如小夜燈），亮度以看得清楚路以及不要跌倒為前提。

另外，國外研究也發現，老鼠如果夜間持續暴露在光線下，罹患憂鬱症的機率將會提高。

國際知名的權威科學研究期刊《自然（Nature）》，曾刊登美國賓州大學（University of Pennsylvania）的一篇研究，研究針對 479 位 2 歲到 16 歲的幼童及青少年的調查中發現：

- 2 歲前若睡在黑暗的房間，長大後近視的比例是 10%。
- 2 歲前若睡在有小夜燈的房間，成長後的近視率是 34%。
- 2 歲前睡在亮著大燈的房間，長大後近視的比率更高達 55%。

這顯示雖然睡覺閉眼時，眼皮已提供了遮避光源的作用，但是因人工光源太亮，光線會穿透眼皮，瞳孔感覺受光，自律神經無法讓瞳孔放鬆得到休息，睫狀肌持續緊繃用力，增加近視風險，另外受自律神經系統也會呈現緊繃狀態。

2016 年，美國史丹福大學（Stanford University）的神經學家墨利斯·奧哈延（Maurice Ohayon），用 8 年時間訪調全美大小城市的 1 萬 5863 人，詢問他們的睡眠情況，然後從氣象衛星，獲取全國各地夜間的燈光亮度指數。

研究結果顯示，住在夜裡漆黑，能聽到蟲鳴和看到星星的安靜鄉下和郊區的人，比那些住在夜晚燈火通明的大城市裡的人，睡眠時間少於六小時的可能性要低 6%。住在大城市裡的人，感到疲憊或對睡眠品質不滿意比率達 29%，住在郊外的人只有 16%。另外大城市裡的人更容易在夜裡突然醒來的機率也比較高（大城市 19%、郊外 13%）。

住在有 50 萬人或以上大城市的人，比那些住在小城市、鄉下和郊區的人，在夜間接觸的燈光強度要高三倍到六倍。

奧哈延表示，如果更多研究證明夜間燈光確實會影響人們的睡眠，那麼人們在睡眠時至少要拉上百葉窗和使用眼罩遮光。

英國倫敦癌症研究協會（Institute of Cancer Research）研究指出，睡覺時臥房的光線如果太亮，會導致體重增加。

他們針對 113000 名婦女進行調查，記錄她們晚上睡眠時臥室的光亮程度，並比較這些婦女 BMI、腰圍長，結果發現過胖的婦女，晚上睡眠時的臥房光線都過亮。

可能的原因是光線擾亂人體的睡眠、消化和代謝過程。不過，研究也強調需要更多證據才能確認這項假說。

夜晚輪班

在 2010 年的國際期刊《睡眠（Sleep）》中，英國華威大學（University of Warwick）蒐集來自英國、美國、歐洲和東亞國家的案例，研究約 150 萬人，分析 16 項睡眠和死亡有關的數據，發現晚上若睡不到 6 小時，早死的機率比睡滿 6-8 小時的人高出 12%。

另一項刊登在《臨床內分泌與代謝》期刊中，由荷蘭萊頓大學（Leiden University）發表的報告則發現，睡眠不足會影響胰島素的敏感性，即使只有一晚睡不好，胰島素敏感性就會降低 19-25%，因此懷疑睡眠品質不佳，也可能會增加糖尿病風險。

很多人的工作是值夜班或輪調 3 班，目前醫學研究認為，輪 3 班的人最好是每 10 天一輪，從早班 10 天、中班 10 天，再換晚班 10 天，慢慢往後調整的順序，比較能讓身體適應，影響較小。每天最好能運動 30 分鐘，有助於調節日夜週期和身心平衡。

工作夜間值班者，最好也把作息調整為日夜顛倒的狀態，不要明明是半夜上班，早上下班後，不回家好好休息，還跑出去玩或交際應酬，長期下來對健康不好。另外白天下班回家睡覺，一定要用窗簾讓室內完全黑暗，維持睡眠品質。

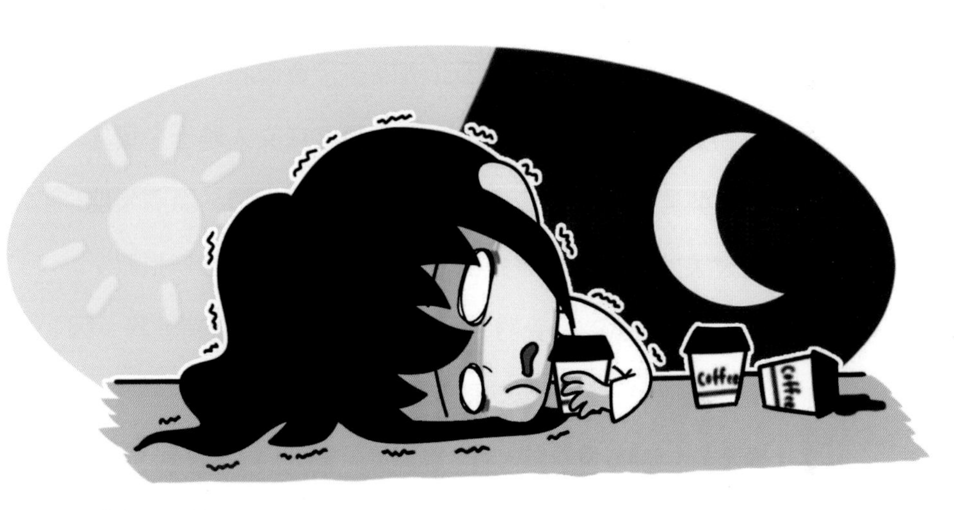

醫師、護理師或藥師因為工作關係有時候會輪班，導致生理時鐘亂掉。

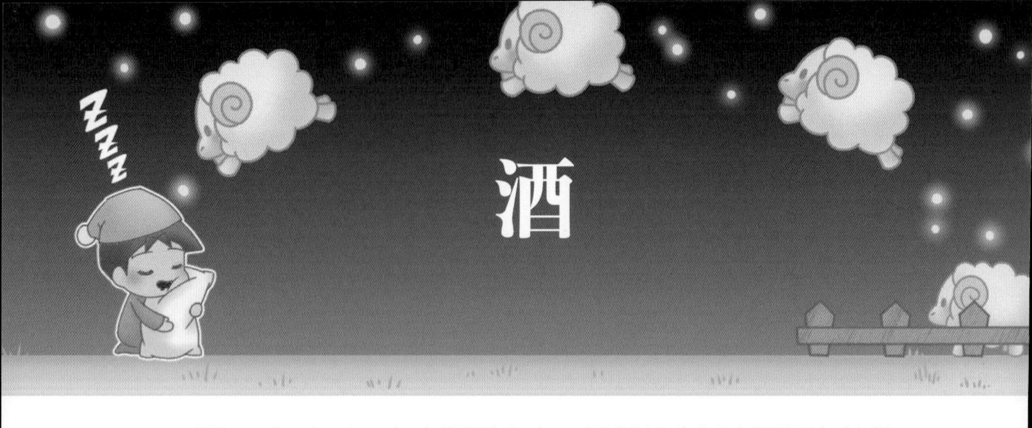

酒

酒（Alcohol）在人類歷史中，已經是生活中不可欠缺的一環。酒精的成分主要是乙醇，多由水果或穀類發酵而成。在人體內的代謝主要由肝臟負責，因此酒喝多了會傷肝。

在藥物還不發達的年代，許多騷人墨客或文人雅士，懷才不遇時總是斟酒邀明月，藉由酒精來消除心中煩悶。而酒類能發揮這些效果的原因，其實是因為酒類跟安眠鎮定藥物相似，都作用在人體的 $GABA_A$ 受器上，只是作用的部位所有差異，因此也有解焦慮以及誘導睡眠的效果。

【補充】：$GABA_A$ 受器是人體一種離子型受體，用來調節人體內各種神經傳導物質。

但也因為都作用在 $GABA_A$ 受器上，酒類和大部分的安眠鎮定藥物都會彼此影響。長期酗酒的人，往往對安眠鎮定藥物的反應都不好，原因是酒精會和安眠鎮定藥物彼此產生了交叉耐受性（Cross tolerance）以及交叉依賴性（Cross dependence）的現象。而安眠鎮定藥物藥物如果合併酒精使用，其造成死亡的風險也會提高，因此服用安眠鎮定藥物時千萬不能喝酒。

酒對睡眠不好

有的人會在睡前喝點酒，希望能幫助睡眠。但事實上，酒精雖然可以誘導進入睡眠週期，但是它也會改變睡眠週期的結構。每個人對酒精的承受力不一樣，有的人只需喝一點酒便達到鎮定與安眠的效果，但有些人卻須喝很多才有反應，因此藉酒來改善失眠，只能收一時之效，絕非長久之計，如果演變成酗酒，反而得不償失。

因此失眠的人，建議在上床前 4 小時內不宜飲酒。睡眠正常的人，如果在用餐時喝點紅酒，在體內的持續時間通常不會太長，不一定會對睡眠產生不良影響。

總而言之，酒精對睡眠是「弊大於利」，過去研究顯示，酒精雖然可以讓人更快入睡，縮短睡眠等待期，但它卻造成更多的問題，包括了：

- 降低了快速動眼期的睡眠品質。
- 淺睡期增加。
- 深睡期減少。
- 中途醒來次數變多，使睡眠斷斷續續。
- 降低整體的睡眠品質。
- 抑制呼吸、惡化睡眠呼吸中止症。

快速動眼期是人們做夢的階段，也被視為鞏固記憶力、釋放壓力和穩定情緒的重要階段，中斷的話可能導致白天嗜睡、注意力不集中。

另外酒精會抑制呼吸的效果，甚至會誘發睡眠呼吸中止症，讓你整夜不斷暫停呼吸，降低血氧含量，增加心血管風險（高血壓或中風）。

除此之外，長期飲酒對肝臟造成傷害，不管是肝指數升高、脂肪肝、肝硬化、肝纖維化，甚至肝癌，可說是壞處多多。

反彈

多數對於酒精及睡眠的研究，都顯示一般人大概是在血液中酒精濃度最高時想睡覺，從這時開始起算，大約 4-5 小時後酒精會代謝掉大部分，而一般人睡眠總長度約 6-8 小時，所以一個喝酒的人的睡眠，大致可以分成前後兩半來看，前半夜的時候，酒精加快了入睡速度，也減少了快速動眼期（作夢睡眠期），但後半夜的時候，因為酒精代謝得差不多了（不夠力了），剛剛發揮的效果不但會消失，還會相反地加倍要回去，這就叫反彈，包括深睡期大大減少、快速動眼期及淺眠期（第 1 期）大大增加，淺眠到嚴重的程度，甚至會直接中斷醒來。所以一般而言，喝酒助眠的人，長期而言睡眠都會比較短、比較片斷。

如果每天都喝酒助眠的患者，有一天突然停酒，又沒有用鎮靜類的藥物替代，上述的反彈效果甚至會充斥一整個晚上，快速動眼期更大量地出現、深睡期更大量地減少，結果患者會說，一整晚都感覺半夢半醒，睡了好像根本完全沒睡一樣，通常有過這種經驗的患者，很快就會把酒喝回去，結果漸漸就必須每天靠酒才能睡覺。

耐受性

一般人喝酒，剛開始可能一罐啤酒就醉了，慢慢喝慢慢練習，漸漸地酒量變好了，五罐啤酒下去也不會醉，必須使用越來越高的量才能維持同樣效果，這都是耐受性的表現。

有研究顯示，連續給患者喝酒助眠，最快只要短短 3 天，上面提到的酒精對於睡眠的正面效果就會開始變差，結果，為了要達到同樣效果，很多人就會開始增加酒量，慢慢就從睡眠問題變成酒癮問題。

惡性循環

因為失眠原因而飲酒的患者，到後面反而變成喝酒造成失眠，失眠後又只好喝酒，形成惡性循環，除此之外還很容易併發其他心智疾病，像是焦慮症、憂鬱症、恐慌症、情緒起伏大、暴力傾向等，如果不同時治療這些疾病，酒癮問題也難以有效治療。

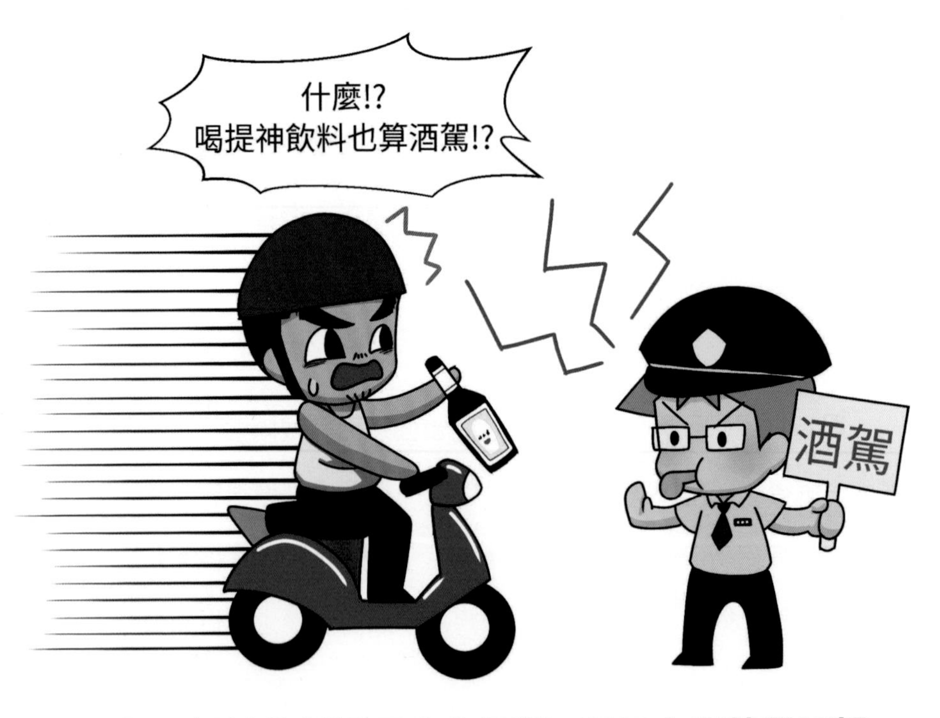

部分提神飲料裡面含有酒精，喝了上路就是酒駕。

不容易醉的人，吃安眠藥也不易睡？

我們會發現，通常喝酒不容易醉的民眾，服用安眠鎮定藥物的效果也不好，其實學理上是有所根據的。

因為酒精與安眠鎮定藥物都是作用在人體內的 $GABA_A$ 受器上，但作用的位置有所差異，而兩者之間彼此有「交叉型耐受性（Cross tolerance）」的特性。也就是對酒精有耐受性的民眾，通常對於安眠鎮定藥物也有耐受性。反之已經對安眠鎮定藥物有耐受性的民眾，通常喝酒也不容易醉。

以長期酗酒的民眾為例，因為酒精會破壞睡眠週期結構，所以他們常有失眠的困擾。但由於酒精和安眠鎮定藥物會彼此造成交叉耐受性，所以他們服用安眠鎮定藥物的效果通常都不好。

部分民眾有時為了想好好的睡，常會私底下多喝一點酒，殊不知酒喝得越多，藥物的效果就越差，反而會睡得更不好，很容易變成一種惡性循環。況且藥物搭配酒精服用，對於肝臟來說是很沉重的負擔，還會讓藥物的副作用變得更明顯。

所以酒量很好的民眾，醫師可以預期安眠鎮定藥物對他的效果會「大打折扣」，並且也要小心藥物濫用或依賴的可能性。

酒精戒斷症狀

長期喝酒的民眾若驟然減少飲酒或停止飲酒，可能會出現酒精戒斷症狀（Alcohol withdrawal symptoms）。睡眠前飲酒的戒斷症狀會造成睡眠品質下降。

一般來說，酒精戒斷症最快可發生於停用後 6 小時，症狀可持續 3 天。而戒斷症狀因人而異，不一定會依序出現，也不一定都會出現，比方說有的人可能會直接發生癲癇。下方表格為酒精戒斷症狀在不同階段的常見表現：

減少或停用後（小時）	可能臨床表徵
6~8	自主神經過度活躍：焦慮、震顫、心跳過速、嘔吐、噁心、失眠、出汗等症狀。
8~12	精神症狀：如幻覺。
12~24	約 4% 個案會產生癲癇，以大發作（GTC）為主。
24~72	約 5% 個案會產生震顫性譫妄（Delirium tremens），症狀包括：昏亂、錯覺、幻覺、激躁、心跳過速、體溫過高等症狀。若不治療，死亡率高達 25%。

通常戒斷症狀是短期並且可逆的，但如果酒癮的嚴重性越高，戒斷症狀也會更嚴重。最嚴重的甚至可能會死亡。因此酗酒者如要戒酒，應該逐漸減量，而不是一次就停止了全部的用量。這樣戒酒比較容易成功，也比較安全。

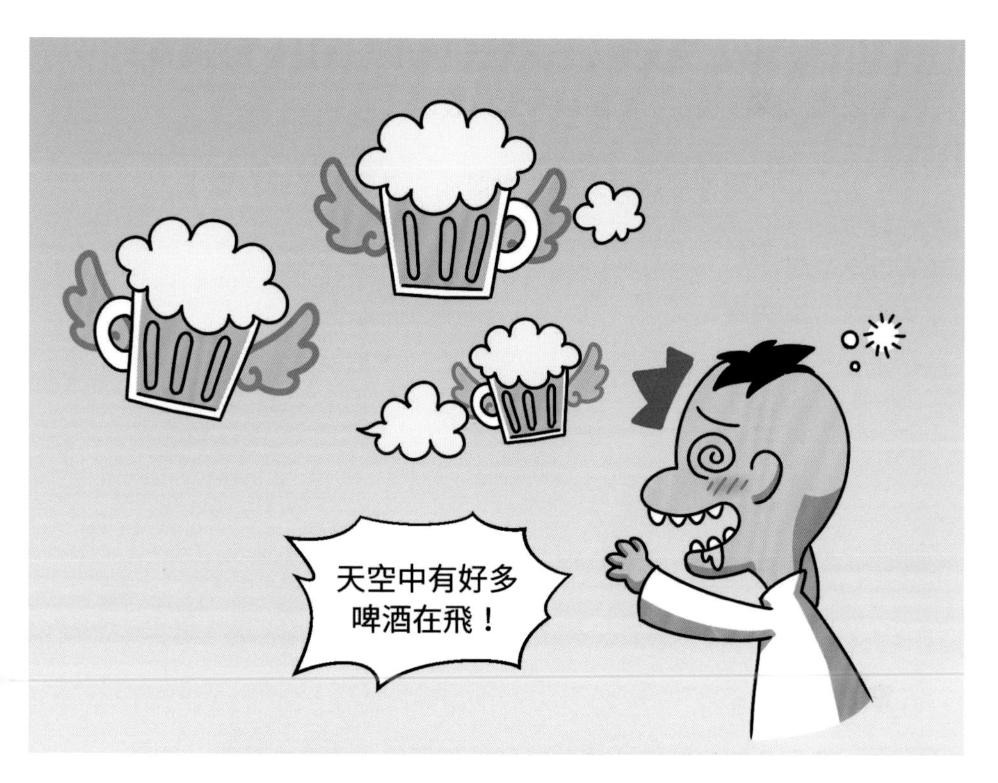

酒精戒斷症狀包括可能會出現幻覺。

酒精戒斷的診斷準則

根據 DSM 系統的診斷準則，個案必須同時符合以下準則 A、B、C、D 四項，才能診斷為酒精戒斷症狀：

準則 A：

必須是在長時間大量飲酒後，突然停止或減少飲酒的情況。

準則 B：

在準則 A 之後的數小時到數天內發生，並且有下列兩項以上的症狀：

1. 自律神經過度亢奮（如冒汗、血壓升高或心悸）。
2. 手抖。
3. 失眠。
4. 噁心嘔吐。
5. 幻覺。
6. 精神激動。
7. 焦慮。
8. 癲癇。

準則 C：

準則 B 的症狀造成個案感到顯著不適，或者在社交、職場及其他領域的能力嚴重下降。

準則 D：

以上症狀並非由其他身體疾病或精神疾病所造成。

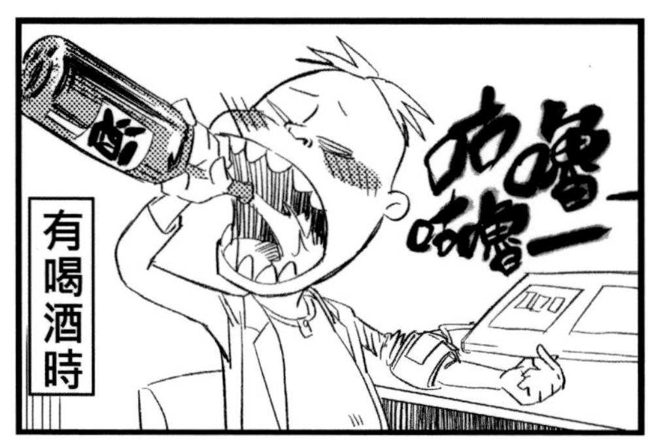
有喝酒時
咕嚕咕嚕——

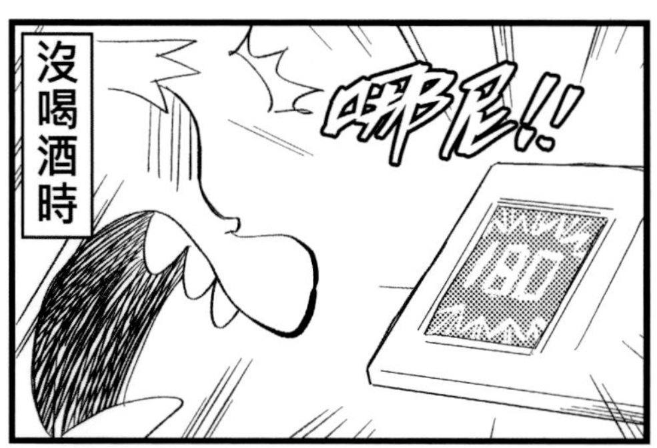
沒喝酒時
啊呢!!
180

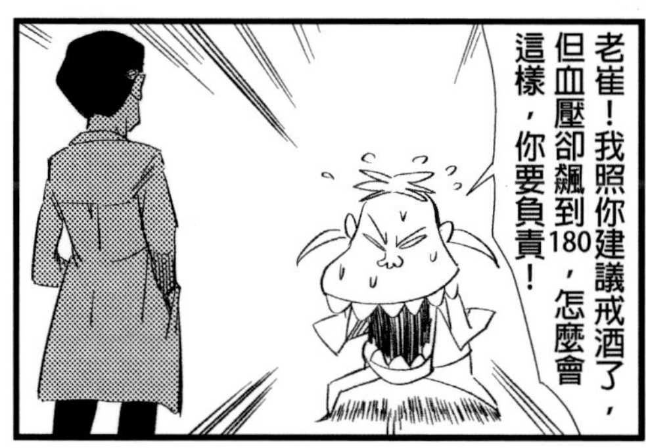
老崔!我照你建議戒酒了,但血壓卻飆到180,怎麼會這樣,你要負責!

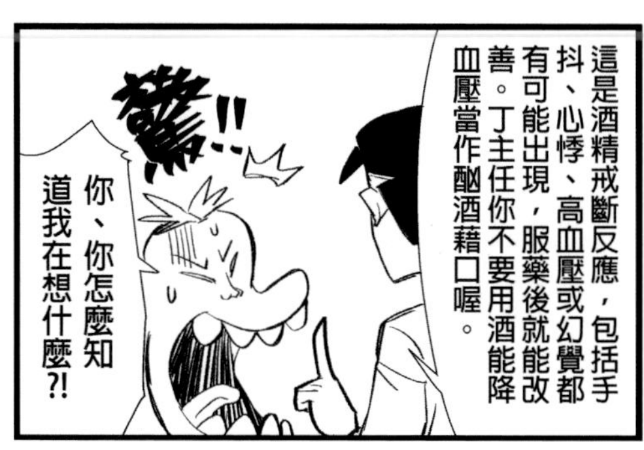
這是酒精戒斷反應,包括手抖、心悸、高血壓或幻覺都有可能出現,服藥後就能改善。丁主任你不要用酒能降血壓當作酗酒藉口喔。
驚!!
你、你怎麼知道我在想什麼?!

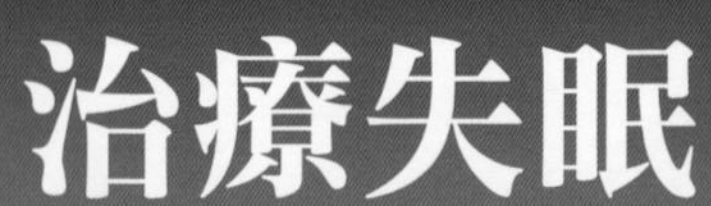

治療失眠

過去醫界曾認為，失眠只是短暫的身心問題而不被重視。後來發現有些失眠是潛在的系統性疾病所造成。（如心肺疾病或精神疾病。）那時認為只要治療好潛在的系統性疾病，失眠即可改善。但後來發現，依舊有部分失眠個案，在治療系統性疾病後，失眠症狀也無明顯改善，醫界才開始針對失眠來進行更深入的研究與探討。

建議方針

所有失眠的民眾來求診，醫師首要之務是判斷是否有其他潛在疾病或原因。如果有，應該以先改善潛在疾病或原因為主，常見要考慮的疾病或原因如下：

- **系統性疾病**：如睡眠呼吸中止症（Sleep apnea）。
- **物質使用**：如安非他命、強力膠或長期安眠藥依賴。
- **精神疾患**：如精神分裂症、躁鬱症或憂鬱症。

如果治療好潛在的疾病後還是失眠，醫師應該先採用衛教方式來教導民眾正確的睡眠習慣以及觀念。但如果衛教後失眠狀況持續或惡化時，醫師可以選擇藥物治療或給予更多的行為治療。根據研究指出，行為治療合併藥物治療的效果最好。等到失眠狀況改善後，可以逐漸減少藥物，繼續行為治療，直到失眠改善為止。

治療失眠主要分為兩種方式，後面章節為大家詳細介紹：

- **非藥物治療**
- **藥物治療**

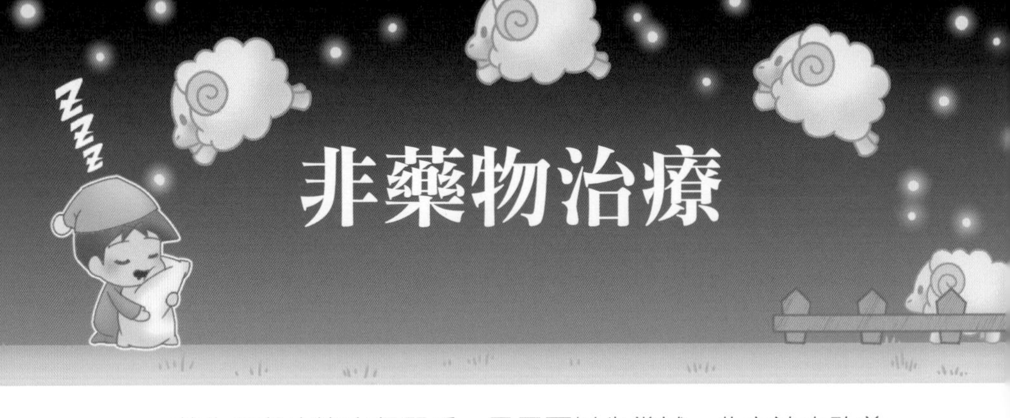

非藥物治療

若失眠程度沒有很嚴重，民眾可以先嘗試一些方法來改善失眠和舒緩身心壓力。以下列舉幾個常見又較為便利的方法給民眾參考，包括：

- **衛教訓練**
- **呼吸訓練**
- **放鬆訓練**
  - » 一般放鬆
  - » 漸進式肌肉放鬆
  - » 簡短版漸進式肌肉放鬆
- **睡眠限制法**
- **分散注意力**
  - » 運動
  - » 重新聚焦外在事物
  - » 轉向內在心智活動
- **改變對失眠的錯誤認知**
- **褪黑激素**
- **心理治療**

睡眠衛教

良好的睡眠衛生習慣，是由「刺激控制」與「限制睡眠」所衍生的，譬如：

- 避免睡前激烈活動或過度用腦活動。
- 不要在床上看書、玩手機、追劇或看電視。
- 傍晚之後避免吸菸、喝酒、喝可樂或喝咖啡。
- 感覺累了才上床睡覺。
- 在床上 30~40 分鐘還無法入睡的話就起床。
- 不管前一晚睡得好不好，都要固定時間起床。
- 正常人睡眠時間為 6~8 小時，隨年紀增加會慢慢減少。
- 盡量養成固定時間的睡眠習慣。
- 減少不必要的干擾因子。睡覺關燈、溫度及濕度適中等。
- 睡前避免擔心及煩惱，若是擔心隔天遺忘事情，可以將其規劃好寫下。
- 盡量每天至少運動 20 分鐘。然而在睡前四小時內不要劇烈運動，避免過度活化交感神經造成失眠。
- 失眠的民眾應避免在白天睡覺。而沒有失眠困擾的人，如果原本就有午睡習慣的話，並不一定要改變。

最好的預防失眠方法就是培養好的睡眠習慣，以下幾種方法供參考：

1. 維持規律的睡眠時間，最好能在晚上 10 點鐘就上床睡覺，經過 2 小時的淺眠期後，在半夜 12 點前才能順利進入深沉睡眠階段，也較能獲得有效率的睡眠。
2. 導致失眠的物質如尼古丁、酒精應該避免，若是有喝咖啡、茶的習慣者，也盡量在中午以前飲用，中午以後就盡量避免。
3. 營造一個安靜舒適的睡眠環境也很有效。
4. 規律的運動是很重要，但最好不要在睡前做劇烈運動。
5. 睡前泡個熱水澡，不能泡澡的時候也可以用熱水泡腳，都有助於睡眠。
6. 躺在床上時可以閉目做腹式呼吸。
7. 對於焦慮或壓力型失眠的患者來說，服用改善情緒壓力的藥物，效果會比單純只吃安眠藥還要好。

呼吸訓練

良好適當的呼吸訓練，有助於放鬆和降低壓力，對於睡眠有所幫助。反過來看，有些呼吸方式是對身心有害的，大家最常見的就是「過度換氣（Hyperventilation）」。

避免過度換氣

過度換氣（Hyperventilation）通常是因為急性焦慮所引起的身心反應。發作的時候個案會不自主加快呼吸、快而淺，可能會出現肌肉僵硬、身體麻木或刺痛、頭暈頭痛、胸悶胸痛、心跳加快、臉色蒼白和手腳冰冷等症狀。通常患者愈不舒服或愈緊張的時候，反而會使症狀惡化，嚴重的個案甚至會誘發恐慌發作或昏倒，也有部分民眾因此被送去醫院急診。

生理反應部分，過度換氣常會吸入過多氧氣，排出過多二氧化碳，導致體內呼吸性鹼中毒。而情緒、壓力、藥物、茶、酒精及咖啡都有可能會引發過度換氣。

過度換氣通常只要情緒逐漸緩和，讓呼吸放慢，通常 5 到 10 分鐘症狀就能緩和，嚴重時才需要送醫治療。

有些人改善過度換氣的方式，是用一個乾淨的紙袋或塑膠袋，請個案套住口鼻，在袋裡呼吸，不久過度換氣的症狀會逐漸改善。改善的原理是因為在封閉的袋中呼吸，吐出的二氧化碳會在袋中逐漸累積，個案就會吸到自己吐出的二氧化碳，因此體內的代謝會逐漸回到平衡。但用袋子呼吸要小心窒息的危險性，若旁邊沒人陪伴盡量不要用這方法。部分醫護人員建議最保險安全的方式是放鬆心情與腹式呼吸。

腹式呼吸

很多人都聽過腹式呼吸，歌手或聲樂的表演者對於腹式呼吸更是要瞭若指掌。甚至連嬰兒剛出生時的啼哭，如果你仔細觀察，腹部也會劇烈起伏。腹式呼吸其實是最健康的呼吸法，只是等到逐漸長大後，一般人的生活習慣只用肺的上半部來呼吸也就夠用了，因此肺活量愈來愈小，也越來越不健康。但實際上，腹式呼吸用得好，能夠改善焦慮程度，甚至可以預防恐慌發作。

在學腹式呼吸之前，先要學會呼氣與吐氣。古人當初創造「呼吸」一詞，實乃博大精深，「呼」在「吸」前，有其道理。因為在學吸氣以前，要先學如何呼氣，因為這樣才能讓空氣自然流入肺部，所以學習有效將空氣吐光，就是學習的第一個項目。

試試看在你認為吐完氣了之後憋住氣，然後再用口用力吐氣，此時你的腹部一定會凹下，再憋住氣，再吐一次氣，當你覺得腹部已經縮到不行時，這時才快要把氣吐光。由於天生的求生本能，之後的吸氣會自然且大量的流入肺部，吸氣自然完成，但腹式呼吸並不是這麼用力吐光所有的氣，而是一開始藉由這方法，可以讓民眾體會吐光氣和吸飽氣時的感覺。

腹式呼吸的吸氣，要持續吸到不能再吸為止，腹部也會因此膨脹。為了確保吸氣時腹部膨脹，可以將手置於腹部檢測，之後的吐氣要「慢且長」，不中斷，也是吐到不能再吐為止。在下次的吸氣一樣吸到不能再吸為止，如此反覆練習。

剛開始練習的時候，以躺著練習會比較明顯感受到腹部的變化。如果是站著練習的時候，有些人吸氣時容易擴胸或聳肩，藉此讓肺部擴大，這樣腹式呼吸的效果會打折扣，因此應該盡量避免在吸氣的時候聳肩。

一開始的練習步驟如下：

1. 平躺、身體放鬆，呼吸調勻，手部放在腹部上。
2. 吸氣。
3. 慢慢吐氣，直到感覺腹部已經緊縮了為止。
4. 張開口鼻將氣吸入，吸飽氣後腹部會膨脹，此時應感覺到手被腹部推起。
5. 再慢慢吐氣，直到感覺腹部緊縮，如此循環。

等到熟練之後，一開始不一定要先用「反覆吐氣」開始，而是直接吸氣也可以達到腹式吸氣的效果。

至於如何確認自己的腹式呼吸是正確的呢？以下幾點可以參考。

1. 吸氣時不聳肩或擴胸。
2. 腹部的擴張時間點應該比胸部早，而且擴張幅度更大。
3. 不快速深呼吸。
4. 吐氣要緩慢且悠長。
5. 做完後覺得很舒服。

放鬆訓練

放鬆訓練的原理是學會一次放鬆身體一個部位的肌肉。一開始先從臉部肌肉開始，先緊繃肌肉幾秒鐘，然後放鬆，如此反覆循序漸進，建議的順序是臉部、下巴、脖子、上臂、下臂、手指、胸部、腹部、臀部、大腿、小腿、腳掌、腳趾，最後到全身放鬆為止。經由放鬆訓練，可以消除睡眠時的焦慮，並幫助入睡。這個過程反覆進行，最長可以到 30 分鐘。

我們在焦慮緊張時，容易出現肌肉緊繃、頭痛、肩頸痠痛、胸口悶和腰痠背痛等症狀。當這些不適症狀出現時，可能會導致我們更為緊張，因此形成一種惡性循環。所以如果我們在中途利用放鬆訓練打斷焦慮的惡性循環。

放鬆訓練又可以分成：

- **一般放鬆**
- **漸進式肌肉放鬆**
- **簡短版的漸進式肌肉放鬆**

一般放鬆

每天最好利用一兩個固定時段練習。選擇一個安靜沒有干擾的地方，穿著盡量寬鬆舒適。心境維持平和，順其自然。一開始最好躺在床上，用鼻子呼吸配合腹式呼吸訓練，感覺全身肌肉呈現放鬆漂浮的狀態，可以搭配想像自己在藍天白雲中漂浮等思考意境。

漸進式肌肉放鬆

漸進式肌肉放鬆（Progressive muscle relaxation），在1930年代，由艾文雅各布森（Edmund Jacobson）醫師所發明。主要方式為依序聚焦在身體的特定肌肉群，利用緊繃－放鬆的方式，以達到深度放鬆的狀態。此法還能讓人體會到自己肌肉由緊繃到放鬆時的差異與過程。

練習的訣竅在於先繃緊肌肉，但是不要過度用力造成肌肉拉傷，集中注意力在肌肉緊繃的感覺，維持約五秒後，然後緩慢鬆開肌肉，直到完全放鬆為止，體會由緊繃轉為放鬆的感覺與過程。在進行漸進式肌肉放鬆的同時，呼吸盡量規律且緩慢，可以讓放鬆效果更好。

漸進式肌肉放鬆的步驟以及細節有許多不同的方式，以下舉其中一種方式供大家參考：

1. 腳趾下弓：用力把腳趾往腳底板彎起形成弓形，維持約五秒（可以在心中默數）後慢慢放鬆，如此反覆六次。
2. 腳趾上弓：用力把腳趾往上彎形成弓形，你會感受到自己小腿的肌肉被拉直，維持緊繃狀態約五秒後逐漸放鬆，如此反覆六次。

3. 背部：躺著的時候，利用頭部和肢體用力撐起身體，讓身體離開床平面，形成一個拱型，維持緊繃狀態約五秒後逐漸放鬆，如此反覆六次。要注意的是，肩頸及背部疼痛者避免這麼做，放鬆時也注意回到平面的過程要緩慢，不宜過度激烈，導致撞擊。
4. 肩部：用力聳起肩膀，維持緊繃狀態約五秒後逐漸放鬆，如此反覆六次。
5. 頸部：將頭部用力往後仰，用全力聳起肩膀，維持緊繃狀態約五秒後逐漸放鬆，如此反覆六次。注意練習的時候不要跌倒，頸部有受傷的人也不宜使用。
6. 手部：用力水平展開、拉直雙臂和雙手，維持緊繃狀態約五秒後，自然放下手臂放鬆，如此反覆六次。
7. 拳頭：用力握緊拳頭，用全力聳起肩膀，維持緊繃狀態約七秒後逐漸放鬆，如此反覆六次。
8. 眉毛：用力挑高眉毛，維持緊繃狀態約五秒後逐漸放鬆，如此反覆六次。
9. 眼部：用力閉起眼睛，維持緊繃狀態約五秒後逐漸放鬆，如此反覆六次。
10. 下巴：用力張開嘴巴，維持緊繃狀態約五秒後逐漸放鬆

（跟打哈欠有些類似），如此反覆六次。下巴容易脫臼者不宜使用。

在練習的過程中，不一定要全部肌肉群都照順序放鬆，如果有哪部分的肌肉不容易放鬆，可以就該特定肌肉反覆練習。在做的過程中可以聯想讓人寧靜或是愉悅的事情，做完之後建議做幾個深呼吸、伸伸懶腰之後再離開，不建議倉促離開。一般建議一天至少做兩次，在戶外空氣清新的地方做也有相當不錯的效果。

簡短版漸進式肌肉放鬆

簡短版漸進式肌肉放鬆（Abbreviated progressive muscle relaxation），是1970年代，由赫爾伯特本森（Herbert Benson）醫師所率先應用，其特點是跳過原來漸進式肌肉放鬆中緊繃的部分，直接進入有系統地放鬆各肌肉群的部分。也有部分研究發現，簡短版漸進式肌肉放鬆可以降低人體唾液中的可體松（Cortisol，俗稱壓力荷爾蒙）、減緩心跳、降低焦慮和增強人體免疫系統。

簡短版漸進式肌肉放鬆不一定要躺下來、也不一定要在特定地方才能進行，幾乎隨時都可以做，也因此受到不少人青睞。

要進行簡短版漸進式肌肉放鬆，通常要有一個能快速讓心靈寧靜的方法，有點類似自我催眠或是神經語言學（Neuro-linguistic programming，簡稱 NLP）中的心錨。利用一個簡單的聲音（如聽到「寧靜」兩字）、影像（如見到廣闊的大海）、或事物（如一個小飾品），讓自己能夠快速地進入一個心靈平靜的境界。等到進入這個境界後，就可以直接進入閉眼冥想、呼吸放鬆，以及全身放鬆的狀態。一般時間長度約 5 分鐘到 30 分鐘不等，相當便利。但是簡短版漸進式肌肉放鬆是不是一定比漸進式肌肉放鬆好，這就見仁見智了。

睡眠限制法

很多人即使睡著了，也不像以往睡得那麼香甜，睡眠斷斷續續、品質不佳。針對這種睡眠效率不佳的情形，可以考慮使用「睡眠限制」法。睡眠限制法雖然一開始很痛苦，但循序漸進後可以改善睡眠效率和品質。

許多失眠的人會因為晚上躺很久才能入眠，而試圖提早上床睡覺來補償睡不著的部分，或是在白天睡覺補眠，這其實會讓晚上的睡眠品質受到不良影響。

根據睡眠恆定理論，人的睡眠總量通常維持在一個固定量左右，比方說如果你一天需要七個小時的睡眠，躺在床上正好七個小時，那睡眠品質就會剛好。但如果你躺在床上十個小時，那麼你可能會睡到差不多七小時就醒，後來醒了卻不下床，在床上翻來覆去，這樣睡眠品質和睡眠效率反而會變差。結果主觀誤認為自己睡不好或睡不夠，隔天花更多時間躺床想補眠，不僅會讓睡眠品質下降，還會產生躺床不容易睡著的壞習慣和自我不良暗示。這些狀況其實都可靠睡眠限制來嘗試改善。

「睡眠限制法（Sleep restriction therapy）」是藉由限制失眠者躺在床上的時間，使失眠者在床上真正睡著的「睡眠效率（Sleep efficiency）」增加。

$$睡眠效率 = \frac{真正睡眠時數}{總躺床時間} \times 100\%$$

睡眠限制法有兩個主要重點：

- 不管前一天多晚睡，都要限制早上幾點後就準時起床，才不讓睡眠週期亂掉。
- 另一個是假如睡眠效率很差，（比方說躺在床上 8 小時，事實上只有睡 4 小時），那就不妨縮短躺床時間（譬如比原來晚 30 分鐘才上床睡覺），這樣反而會逐漸提升睡眠效率，讓睡眠品質更好。

參考步驟

1. 記錄 1-2 週的睡眠日記，由睡眠日記中計算原來的睡眠效率。
2. 若發現自己睡眠效率低於 85%（年長者標準放寬至 80%），建議開始躺床時間要縮短 15-30 分鐘，減少躺在床上但沒睡著的時間。如果是有入睡困難的話，就延後躺床時間；而如果是容易醒來，那就提早起床。千萬不能因睡眠不足就白天補眠或午睡，這樣才能發揮最大的治療成效。（一般建議最低躺床時間為四個半小

時）

3. 慢慢減少，最後讓睡眠效率達到 85-90% 以上，就改善了睡眠效率，可以看狀況反過來增加睡眠時間 15-30 分鐘，之後持續用這方法調整睡眠躺床時間，以找到最合適自己的睡覺模式。

轉移注意力

因焦慮而失眠的個案，常會陷入緊張 - 害怕 - 擔心的惡性循環中，除了前面章節所提到過的呼吸、肌肉放鬆以外，分散注意力是另外一個可行的不錯方法，但也要注意，分散注意力是讓我們有時間喘息、重新汲取內在的心智力量來改善生活品質，若只是利用分散注意力的方式來單純逃避問題，那反而不恰當。分散注意力通常有幾種方式：

1. **運動**。
2. **重新聚焦外在事物**。
3. **轉向內在心智活動**。

運動

運動是促進身心健康的好方法，舉凡激烈的打球、跑步、登山，到輕鬆的散步與體操都可以算是運動。運動不僅可以強健體魄、增加肺活量，還能刺激體內腦內啡（Endorphin）的生成，腦內啡是人體天然的荷爾蒙，可以讓人感到欣快愉悅，改善焦慮與憂鬱。

以改善焦慮和憂鬱來講，一般認為有下列幾點特色的運動效果更好：

- 有氧運動（Aerobic exercise）會比無氧運動

（Anaerobic exercise）還好：有氧運動是改善心肺耐力的運動方式，利用長時間、強度適中、有節奏、消耗大量氧氣、提高呼吸與心跳數的運動方式。而無氧運動因運動方式強力且短暫，大部分能量來源為無氧代謝，容易產生氧債，堆積乳酸。常見的有氧運動包括了健行、跑步、游泳、騎自行車和舞蹈。

- 每週規律運動會比不規律運動好，比方說每週固定運動三到五次。
- 每次運動至少 20 分鐘以上。
- 每次運動過程中，建議可以達到自己的最大心跳[注]的 75%，至少持續十分鐘。比方說最大心跳如果是 200，希望運動過程中心跳可以達到每分鐘 150 次。

【補充】：每分鐘最大心跳（Maximum heart rate）的算法是「220 －年齡」，比方說一位 20 歲的男性，最大心跳可以估算為 220-20=200，所以如果年齡越大，最大心跳就比較低。

重新聚焦外在事物

在面對會引起焦慮的事物或情境時，若無法馬上利用呼吸或肌肉放鬆的方式來緩解焦慮，但又無法移除那些討厭的事物時，將自己的注意力短暫的轉移到自己感興趣的周遭事物上，是個暫時讓焦慮不要節節升高的方法。

比方說有懼高症的人，到了高處可以把注意力放在其他不會讓自己注意到身在高處的事物上。如果是跟容易引起焦慮的人用餐時，可以把注意力放在他的穿著、隔壁桌的談話、室內的裝潢擺設、店內的音樂或服務生的動向等。

轉向內在心智活動

比起重新聚焦在外在事物，轉向內在心智活動是個更高明的方式，甚至我們常說的「上課做白日夢」，就是因上課無聊，進而自動轉向內在心智活動的一個類似範例。

通常當自己身陷壓力的情境時，利用一個語句、意念或儀式，讓自己的心智能量活絡、意念飛馳，讓自己感覺身在另外一個時空場景，那焦慮來源自然無法構成太大威脅。

有的人會朗誦詩句、有的人會看一張照片、有的人回想一段美好的回憶或風景，每個人擅長的心智活動都不一樣，但也要在此提醒，好的轉向內在心智活動應該是要給予自己正面的心智力量，改善自己的感受和生活品質，若是只拿來上課做白日夢，讓自己注意力在該集中的時候渙散，就有點可惜。

改變對睡眠的錯誤認知

錯誤認知 1：睡越長越好

許多人都認為睡眠的時間越長對人體的好處就越多。其實不然。一般來說，一個健康的成年人每天保證 7 個小時左右的睡眠就足夠了。而且人與人之間存在著個體差異，每個人所需要的睡眠時間也有所區別。判斷一個人睡眠的好壞，不能單看其睡眠的時間，還應看其睡眠的質量和睡眠是否有規律。過長時間的睡眠會給人體帶來損害。臨床研究發現，一個健康的成年人若每天的睡眠超過 10 個小時，其反應能力和心血管功能反而會下降。因此，人們在日常生活中應多注意睡眠的質量，做到睡眠有規律，不要覺得睡眠的時間一定是越長越好。

錯誤認知 2：做夢不好

很多人都認為做夢有害，會讓人不能好好休息，這種觀點是不對的。做夢其實是人正常的生理現象，每個正常人在睡眠的過程中都會做夢。一般正常來說，八小時的睡眠可以做夢 4 次，只是大部分醒來都會忘記，這是正常的。，但若一個人經常做噩夢或做夢的次數太多（比方說作夢十幾次），並影響到睡眠品質以及白天精神狀態，就應尋求醫療協助。

錯誤認知 3：喝酒能助眠

傳統觀念認為，酒有幫助睡眠的作用。因此許多人喜歡在睡覺前喝點酒，認為這樣可使人很快入睡。雖然酒精可以協助放鬆和幫助入睡，但事實上會讓睡眠變淺和容易中斷，加上長期飲酒，會產生耐受性和依賴性，不僅越喝越沒效，還可能會影響到肝功能。因此，人們在睡覺前盡量不要喝酒，若有失眠困擾，建議就醫診療。

錯誤認知 4：運動對睡眠有害

經常運動能使人的神經系統得到調節，改善人們的睡眠質量，這是不爭的事實。但許多人喜歡在睡覺前做劇烈運動，認為這樣做能提高睡眠質量，但這其實是不好的。因為這樣會使大腦處於極度興奮的狀態，較難以入睡，容易導致失眠。

錯誤認知 5：一定要睡滿八小時

「昨天沒睡好，所以今天要早點睡」、「每天一定要睡滿 8 小時才夠」這些想法都是常見的錯誤認知。睡眠需求因人而異，每天 5-9 個小時範圍內都可能是正常表現，即使每天只睡六個鐘頭，但睡醒神清氣爽、精神飽滿，這也不算失眠。

如果要求自己一定要每天睡滿 8 小時，這種僵化想法反而會增添心理壓力，容易造成睡眠品質變差。

錯誤認知 6：床上看書或滑手機幫助睡眠

應該要確定關燈睡覺時才上床，平常不應該在床上看書、玩手機或看電視。這些會破壞睡眠習慣，可能會造成日後一到床上躺，精神卻反而變好；

褪黑激素

褪黑激素（Melatonin）是腦部松果體（Pineal gland）中的「視交叉上核（Suprachiasmatic nucleus，簡稱 SCN）」所分泌的激素。褪黑激素主要是在夜晚分泌，而且對光線非常敏感。 一般人褪黑激素的分泌在午夜後達到高峰，如果睡眠中被光線照射會迅速下降。但沒有光線後，又會慢慢增加回原來的分泌量。

褪黑激素不歸屬於藥物，屬於保健營養食品。至於為何叫做「褪黑」激素呢？原來是褪黑激素可使皮膚色素細胞內之黑色素顆粒聚合在細胞核附近，因而使表面皮膚顏色看起來較淡較白，「褪黑」之名由此而來。而良好的睡眠可以促使褪黑激素分泌更多，因此民間常說「睡眠能養顏美白」、或「睡美容覺」之說，其實有一定的醫學基礎根據。

褪黑激素在人體血液中的半衰期甚短，約為半分鐘至 5 分鐘之間，主要在肝臟內代謝而其代謝物則由尿液排出。 褪黑激素的產生及分泌受到許多因素影響，包括了：

- **光線**：光線經過視網膜神經細胞傳至下視丘，再傳至松果體，抑制褪黑激素的分泌。反之，在缺少光線的漆黑情況下，會促使腦部分泌褪黑激素。
- **年齡**：出生 3 個月後開始上升，約 1~3 歲時濃度最高，此後濃度隨著年齡上升而下降。這也可以間接說明年長者通常會比較難入睡的可能原因之一。

褪黑激素對於睡眠週期的影響和光線大致相反。目前認為褪黑激素對睡眠的影響，主要是讓腦內「清醒系統」的活耀度下降，當清醒系統功能下降到一定程度，人體自然會出現「想睡」的感覺。

褪黑激素的應用

- **睡眠**：褪黑激素有助眠的效果，故有人認為可以治療失眠。
- **生理作息**：坐飛機至有時差之區域，有時身體會出現不適的反應，如疲倦、失眠及日夜顛倒等，可以服用褪黑激素來減輕不適感。但其劑量及服用方法目前仍有爭議，而未有定論。
- **情緒**：部分學者認為缺乏褪黑激素有可能會導致某些精神疾患或情緒疾患的機率上升。
- **性成熟**：褪黑激素會抑制性腺功能。三歲後褪黑激素的分泌逐漸隨時間減少，在青春期時性腺才能成熟。
- **老化**：部分研究認為褪黑激素可以抗氧化及清除自由基，進而達到抗老化的效果。但目前仍需更多的臨床證明。

- **免疫功能**：部分研究發現褪黑激素可以促使 T 淋巴細胞合成並釋出 IL-2 與 IL-4 等細胞激素，而間接使免疫力增強。

怎麼吃褪黑激素

在不同的階段給褪黑激素效果差很大，因此服用的時間很重要。

- **晚上睡不著**：天黑後服用褪黑激素，睡眠週期會提前，會比較早想睡。
- **晚上太早想睡**：在清晨服用褪黑激素，那睡眠週期延後，會比較晚想睡。

心理治療

「睡得好不好，想法很重要。」

睡眠的心理治療其實涵蓋了許多非藥物性的治療方式，像是睡眠衛教、睡眠限制、認知行為治療和改變對睡眠的錯誤認知等。心理治療是由專業的精神科醫師或心理師來診療，對患者做詳細且深度的的評估及診療，簡單說就是「一對一專人指導」，少部分醫療單位還有生理監測回饋儀器可以一起協助治療。

這好比民眾想健身一樣，民眾可以嘗試自己在家運動練看看，如果感覺健身效果不佳，再考慮到健身房請專屬教練一對一指導來改善。

心理治療也類似，有些我們可以自己看書學習（像是正確睡眠衛教、腹式呼吸或放鬆訓練），但如果有專業人士提供協助效果往往會更好。心理治療雖然需要耗費較長的時間（通常要幾個月）及較多的金錢，但是可以減少藥物依賴的風險，效果也較為持久。

在台灣，大多數專科診所的睡眠心理治療是屬於自費項目，但在少部分精神專科醫院或是醫學中心精神科，可以施行及申報健保的心理治療。

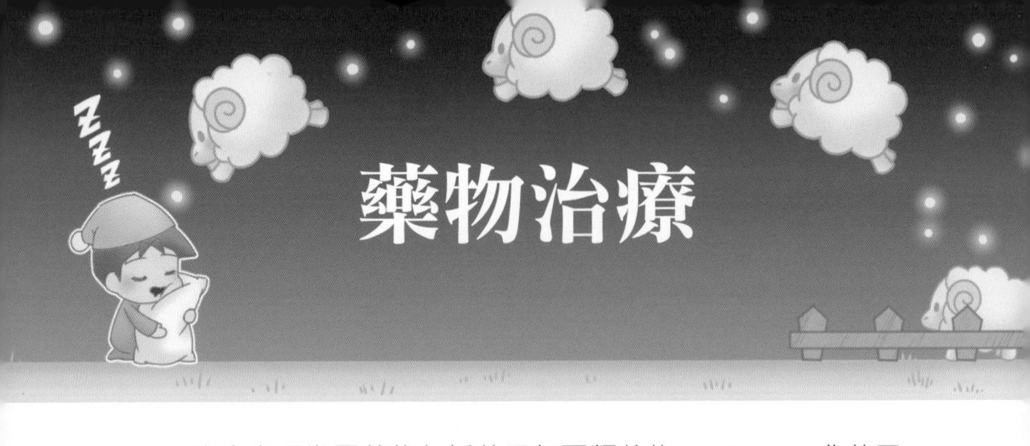

治療失眠常用藥物包括苯二氮平類藥物（BZD）、非苯二氮平類藥物（Non-BZD）、褪黑激素及其他藥物。大部分失眠的民眾在服用適當及適量的藥物後，失眠症狀、生活品質及工作效率都會有顯著進步。服藥睡眠改善後，依照國內外目前的醫學臨床指引，建議可以開始漸漸減少安眠鎮定藥物的劑量，若要長期使用安眠鎮定藥物，需要專科醫師定期評估藥物的療效、使用狀況與安全性。

服用藥物要注意的風險因子

- **懷孕**：大部分安眠鎮定藥物在懷孕分級上都比C級還危險。因此臨床上懷孕的婦女應該盡量避免使用安眠鎮定藥物。如果一定要使用，請尋求醫師協助，並且由懷孕用藥等級B級的抗組織胺藥物著手。
- **飲酒**：安眠鎮定藥物切記不可與酒精併用，否則會增加抑制中樞神經的副作用，嚴重的話可能會抑制呼吸導致死亡。

- **肝腎疾患**：大部分的安眠鎮定藥物都是由肝臟和腎臟代謝。因此肝腎功能不好的個案應盡量避免使用安眠鎮定藥物，如萬不得已要使用，也應減少服用劑量。
- **肺病或睡眠呼吸中止症**：安眠鎮定藥物服用不當或過量，有可能會造成換氣不足或是呼吸抑制。
- **晚上工作者**：安眠鎮定藥物可能會導致認知功能及判斷力不佳，因此這類民眾應避免於工作時使用。
- **老年人**：安眠鎮定藥物的副作用在老年人較常出現，老年人較易因為步態不穩而跌倒。如果一定要開立藥物，以短效型藥物優先，而在剛開始服藥的初期，晚上如廁建議要有人陪伴，以避免跌倒。

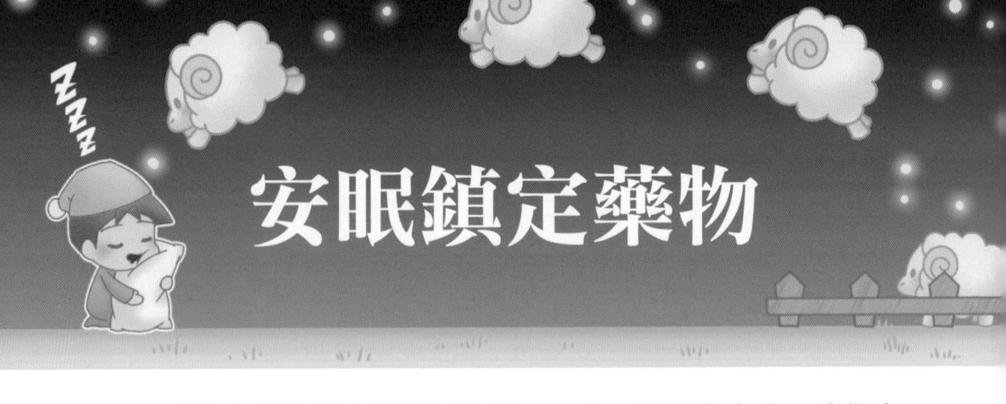

安眠鎮定藥物

「休息是為了走更長遠的路。」在一天的作息中，我們有將近 1/3 的時間在睡眠。過去人們對於睡眠不甚重視，常常為了某種目的而焚膏繼晷。表面來看，熬夜可以換取短暫的利益，但長期下來卻打亂了生理週期，造成生活及工作失能，反而得不償失。

隨著醫學發展，對於睡眠這塊神秘領域也有愈來愈多的認識。在我們闔眼墜入夢鄉的同時，大腦不但沒有偃旗息鼓，反而開始了一連串的睡眠週期（Sleep cycle）。目前認為，睡眠不但可以恢復體力，對於情緒、內分泌、記憶、學習、美白與減重都有一定程度的影響力。

但有時候熬夜久了，身體或心智會「忘了」怎樣才能有正常的睡眠。很多人即使在床上翻來覆去好幾個鐘頭，眼睛依舊睜得像銅鈴般大，需要良久方能「見周公」。有些人雖然能夠入眠，但是睡眠品質很差，醒來後不但沒有覺得煥然一新，反而有燃燒殆盡的疲累感。

失眠起初都是暫時且可以被治癒的，但倘若置之不理，等到變嚴重或慢性化時，要改善就很難了。藥物雖然是治療失眠不錯的幫手，但本身也是雙面刃。民眾在改善睡眠及生活品質的同時，也必須承擔藥物成癮、藥物依賴的風險，濫用嚴重者甚至會危及生命安全。

因此本章節特別衛教安眠鎮定藥物的知識，讓大家能對於安眠鎮定藥物有更多瞭解，若是讀者對於安眠鎮定藥物想做更深入的了解，可以購買我的另外一本專業書籍《你不可不知的安眠鎮定藥物》來閱讀。

歷史沿革

安眠鎮定藥物在人類歷史中淵遠流長，由早期的酒類、鴉片、罌粟花、迷幻藥到 19 世紀的氯乙醛，都可廣泛地視為其發展歷程。

但上述物質不是毒性大就是容易上癮。直到西元 1864 年，德國的 Adolf von Baeyer 學者研發出巴比妥酸鹽類藥物（Barbiturate），才算有了真正的安眠鎮定藥物問世。但巴比妥酸鹽類藥物因為成癮性高、治療區間狹窄（Narrow therapeutic index），以及容易有致命的副作用，因此後來逐漸被淘汰。在西元 1950 年後開始有新的安眠鎮定藥物被研發出來，其中跨時代的創舉就是苯二氮平類藥物（Benzodiazepines; 簡稱 BZD）的誕生。

西元 1960 年，由瑞士學者李奧．史丹貝克（Leo Sternbach）合成的史上第一種 BZD 藥物 -chlordiazepoxide（Librium / 利眠寧）上市了。其良好的效果以及低風險的特性轟動世界，讓學者爭先恐後地研究 BZD 藥物這塊「新大陸」，之後陸陸續續研發出許多種 BZD 藥物，從此開啟了 BZD 藥物的新時代。現在除了麻醉時會用到少數巴比妥酸鹽藥物外，安眠鎮定藥物的市場幾乎被 BZD 藥物所獨佔，因此臨床上常會以 BZD 藥物來代稱所有的安眠鎮定藥物。

作用概論

安眠鎮定藥物，從字面上來看，可以瞭解到它至少有「安眠（Hypnotic）」與「鎮定（Sedative）」兩大功效，但是實際上安眠鎮定藥物還有許多其他功效。舉 BZD 藥物為例，其主要有四大功效：

1. **安眠（Sedative and hypnotic）**
2. **放鬆抗焦慮（Anxiolytic）**
3. **肌肉放鬆（Muscle relaxant）**
4. **抗癲癇抽蓄（Anticonvulsant）**

這四大功效相當重要。你可以把它想像成每個人在運動、美術、學術及人際關係這四方面都各有長才或短處，而 BZD 藥物也是如此。因此我們可以將 BZD 藥物的功效粗略以四角圖來表示，將會簡單明瞭許多。空白的四角圖如後圖：

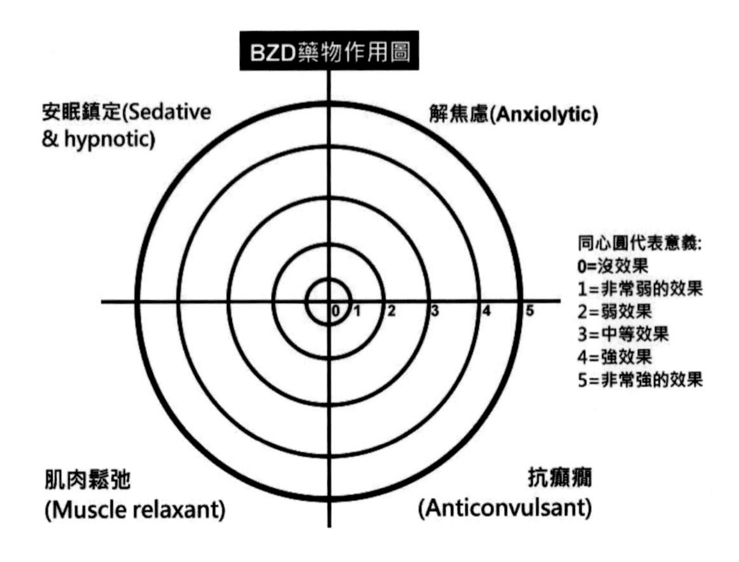

大部分 BZD 藥物的功能都可以概約以此圖表示。以臨床上常用的 lorazepam （Ativan / 安定文）為例，可以畫成下圖：

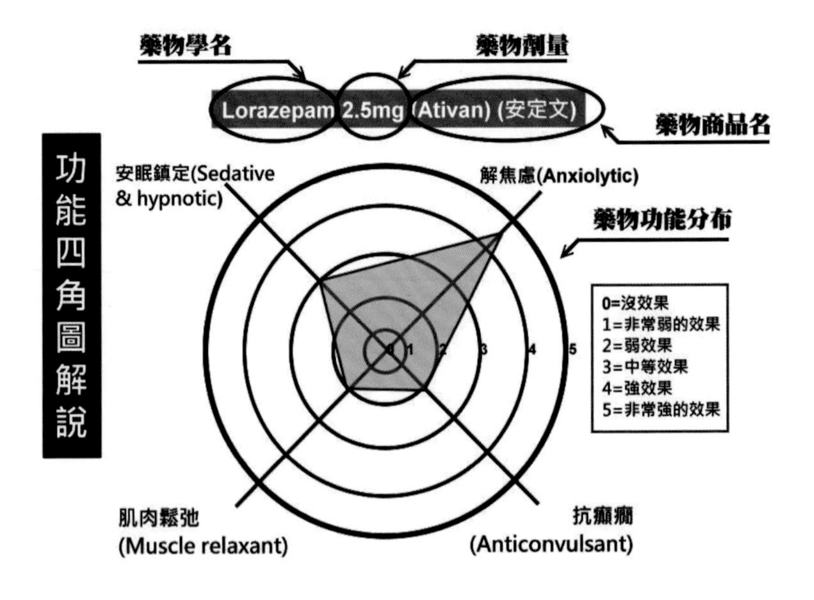

由圖我們可以看出，2.5 毫克的 lorazepam （Ativan / 安定文）解焦慮效果屬於強效。但同時也有中等程度的安眠效果，至於肌肉鬆弛和抗癲癇方面效果就較弱。所以因焦慮而失眠的個案就可以使用 lorazepam（Ativan / 安定文）。

但並非所有安眠鎮定藥物都有這種四角圖，要有學者對於藥物研究並實驗過後才有相關資料可以參照。各安眠鎮定藥物的作用時間、機轉、副作用以及服用方式都各有差異，擅長的醫師可以依據失眠的症狀和嚴重性來選擇適合的藥物。

【補充】：四角圖所標明的藥物劑量（此圖是 2.5 毫克），為研究時所使用的劑量，與臨床上常用的單位劑量（0.5 毫克）是不同的。此研究劑量是為了研究藥物的特性與效果設計的。

分類

目前臨床上常被使用的安眠鎮定藥物主要可分成三類：

1. **苯二氮平類藥物（BZD）**：目前大部分的安眠鎮定藥物都屬此類。
2. **非苯二氮平類藥物（Non-BZD）**：多為選擇性 BZD 受器的促進劑，如使蒂諾斯（Stilnox）就屬於這一類。
3. **其他**：有其他主要用途，但附加效果也能幫助睡眠的藥物。如治流鼻水的抗組織胺藥物（Chlorpheniramine）、部分抗憂鬱劑（Trazodone）或部分抗精神病藥物（Quetiapine）等。

苯二氮平類藥物（BZD）

BZD 藥物全名是苯二氮平類藥物（benzodiazepine），名稱來源是因為它們分子結構中皆有苯環。BZD 藥物有安眠鎮定、抗癲癇、解焦慮、及肌肉鬆弛等多種用途，基本上大部分 BZD 藥物可視為相似藥物，但各自有不同的強度和特性。

BZD 藥物有許多特點，比方說 BZD 藥物與 non-BZD 藥物相比，在緩解焦慮方面特別出色，以及具備肌肉鬆弛和抗癲癇的功效。

另外 BZD 藥物與早期的巴比妥酸鹽類藥物（Barbiturates）相比，較少有耐受性（Tolerance）或致命性。但如果服用 BZD 藥物時併用酒或其他藥物（如肌肉鬆弛劑）便可能會增加呼吸抑制的風險。

台灣常用的 BZD 藥物

學名	英文商品名	中文商品名
Alprazolam	Xanax / Alpraline	贊安諾 / 安伯寧
Brotizolam	Lendormin	戀多眠
Bromazepam	Lexotan	立舒定
Clonazepam	Klonopin / Rivotril	克諾平 / 利福全
Diazepam	Valium	煩寧
Estazolam	Eurodin / Eszo	悠樂丁 / 艾斯樂
Flunitrazepam	Rohypnol / Modipanol	羅眠樂 / 美得眠
Fludiazepam	Erispan / Era	癒利舒盼 / 易舒
Flurazepam	Dalpam / Syndoman	達眠伴 / 欣得眠
Lorazepam	Ativan / Silence	安定文 / 悠然
Midazolam	Dormicum	導眠靜
Nimetazepam	Lavol	樂百爾
Nitrazepam	Limin	寧眠
Nordaepam	Calmday	康眠定
Oxazepam	Serax	舒寧
Oxazolam	Serenal	心益
Triazolam	Halcion	酣樂欣

副作用時間長短

安眠鎮定藥物的副作用時間長短，主要取決於藥物的「半衰期（Half-life）」。服用半衰期較長的藥物，容易在隔天還有殘餘的副作用（通常為頭暈或嗜睡），在副作用的影響下，可能會降低白天工作的效率，在行車時也會增加事故發生的機率。而長期使用半衰期較長的藥物，容易造成藥物在體內累積，使副作用加劇，這現象在年齡大的民眾特別明顯，因此如果擔心此副作用時間太長，可以考慮半衰期較短的藥物。

【補充】：更多半衰期的相關知識，請至補充章節。

半衰期短的藥物	半衰期長的藥物
易有成癮性	不易有成癮性
易出現戒斷症狀	不易出現戒斷症狀
不易在人體內累積	易在人體內累積
不易造成長期副作用	易造成長期副作用

短半衰期（約數小時）藥物

- Triazolam（Halcion / 酣樂欣）
- Brotizolam（Lendormin / 戀多眠）
- Midazolam（Dormicum / 導眠靜）

» Zaleplon（Onsleep / 入眠順）: 屬於 non-BZD 藥物。

» Zopiclone (Imovane / 宜眠安) : 屬於 non-BZD 藥物。

» Zolpidem (Stilnox / 使蒂諾斯) : 屬於 non-BZD 藥物。

中半衰期（約半天）藥物

» Alprazolam（Xanax / 贊安諾）

» Bromazepam（Lexotan / 立舒定）

» Lorazepam（Ativan / 安定文）

» Estazolam（ Eurodin / 悠樂丁）

» Oxazolam（Serenal / 心益）

長半衰期（約一天以上）藥物

» Diazepam（Valium / 煩寧）：活性代謝物半衰期相當長。

» Clonazepam（Rivotril / 利福全）

» Flurazepam（Dalpam / 達眠伴）：本身半衰期短，但是活性代謝物的半衰期相當長。

依賴、耐受性與戒斷症狀

依賴（Dependence）包括了耐受性（Tolerance）與戒斷症狀（Withdrawal）的產生。而半衰期短的藥物，因為較不容易維持血中穩定濃度，較容易產生戒斷症狀（如反彈性失眠和焦慮），因此也較容易有成癮與依賴的情形。

作用時間

作用時間（Onset）會影響到服用藥物的時機，一般來說，如果過早躺床休息，可能會因為預期性焦慮而翻來覆去睡不著，但如果太晚躺床休息，又可能會因為步態不穩而跌倒。因此建議服藥後先別急著嘗試入睡，可以選擇看書、看電視、聽音樂，等到藥效在人體發揮作用，感到有些頭暈或睡眼惺忪時才上床休息，方可確保優良的睡眠品質。

依藥物的作用時間，又可以粗略將藥物分成「速效型」、「中效型」、「長效型」三種：如所服用的是速效型的藥物，一般所需的等待時間為 10~30 分鐘，中效型約 30~40 分鐘，而長效型的可能約 40~60 分鐘。但服藥者個別體質的差異會影響到藥物的作用時間，而且長期使用藥物後，等候藥效發揮的時間也可能會改變。

吸收途徑

大部分的安眠鎮定藥物都容易經口服吸收，而目前台灣能使用肌肉注射或靜脈注射的藥物，以 lorazepam（商品名：安定文）、diazepam（商品名：煩寧錠）和 midazolam（商品名：導美睡）這三者為主。對於急性症狀，針劑藥物的作用速度較為迅速，但同時也要小心可能會伴隨出現的副作用。

注意事項

大部分的安眠鎮定藥物都是經由肝臟代謝後，由腎臟排泄至尿液中，因此肝腎功能不佳的民眾要注意劑量上的調整。而老年人往往肝腎功能比較不好，加上對於藥物副作用的忍受度較低（比方說老年人較容易跌倒），因此更應該從低劑量開始服用，調整藥物劑量的速度也應較慢。

另外酒精也是經由肝臟代謝的物質，其跟安眠鎮定藥物一樣都作用在 $GABA_A$ 受器上（但作用位置不同）。因此如果併用的話，一來容易對肝臟造成嚴重負擔，二來會增加呼吸抑制的危險性，三來也會造成交叉耐受性的情況出現。因此服用安眠鎮定藥物時千萬不能喝酒。有的民眾誤以為「安眠藥配酒」，可以更快進入睡眠期，實際上這是服用藥物時的大忌。

【補充】：交叉耐受性，指的是人體對於藥物的反應減弱的一種

現象，比方說 A 先生因長期酗酒，已經對酒精有耐受性，連帶的也對安眠鎮定藥物也產生了一定程度的耐受性，導致藥物的效果變差。

另外因為苯二氮平類藥物（BZD）具有安眠鎮定與肌肉鬆弛的效果，如果患有嚴重呼吸系統或肌肉系統疾病的人，比方說嚴重肺炎或重症肌無力，不宜服用苯二氮平類藥物（BZD）藥物。除此之外，服用安眠鎮定藥物時，也不要服用葡萄柚汁、茶類及咖啡。

懷孕婦女、哺乳婦女、嬰幼兒及患有急性閉鎖性青光眼的民眾，原則上都應避免使用安眠鎮定藥物。若因臨床症狀嚴重而需要服用時，也應從低劑量開始服用。

藥物適當、適量、適時使用
可以改善睡眠喔！
但是請勿把藥物
配酒使用。
Z
Z
酒

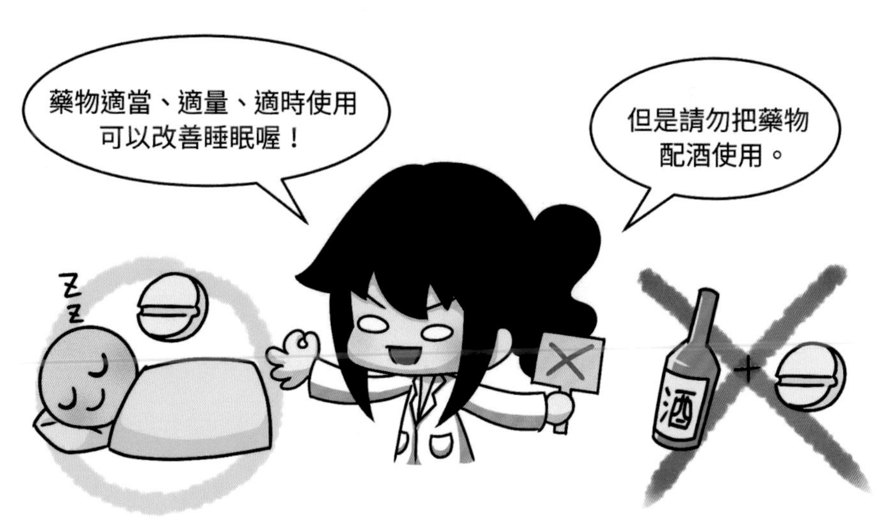

服用安眠鎮定藥物不能併用酒精。

非苯二氮平類藥物（Non-BZD）

雖然苯二氮平類藥物（BZD）比起早年的巴比妥酸鹽類藥物，成癮性及致命性都大幅減少。但是經過長時間的臨床使用，發現苯二氮平類藥物（BZD）還是有可能會產生耐受性和依賴性。因此科學家們一直致力於研發新的藥物。西元1986年，科學家研發出第一個非苯二氮平類藥物（Non-BZD）「zopiclone」（Imovane / 宜眠安），開啟了非苯二氮平類藥物（Non-BZD）的先河。

非苯二氮平類藥物（Non-BZD）中，較有名的三種藥物，依照問世順序，分別是zopiclone（商品名：宜眠安）、zolpidem（商品名：史蒂諾斯）與zaleplon（商品名：入眠順），因為它們學名的起始字母都是Z，所以這三種藥又被稱呼為「Z藥（Z drugs）」。

當初認為非苯二氮平類藥物（Non-BZD）可以大幅減少成癮及耐受性等問題。但經過多年後發現，非苯二氮平類藥物（Non-BZD）或許較少造成生理依賴，但是產生的心理依賴卻不在少數。另外，非苯二氮平類藥物（Non-BZD）較無肌肉鬆弛和抗癲癇等作用。

台灣常用 non-BZD 藥物

學名	英文商品名	中文商品名
Zopiclone	Imovane	宜眠安
Zaleplon	Sonata / Onsleep	贊你眠 / 入眠順
Zolpidem	Stilnox / Zolpidem / Zolpi / Semi-nax / Sleepman	使蒂諾斯 / 左沛眠 / 若定 / 舒眠諾思 / 舒夢眠
Buspirone	Busron / Buspar	百事隆 / 煩寶

作用簡介

Z 藥對誘導睡眠很有效，因此對於入睡困難的個案很有幫助。但是對於維持睡眠、防止早醒等效果，則不如中長效的 BZD 藥物。

簡介

1. **Zopiclone（Imovane / 宜眠安）**：第一個 non-BZD 藥物，其化學結構不同於 BZD 藥物，但藥理作用類似。其對 BZD 受器無選擇性，因此除了安眠效果外，它也有抗癲癇、抗焦慮和肌肉鬆弛等作用。其半衰期較 zolpidem 與 zaleplon 長，所以除了誘導睡眠外，它能夠維持較長的睡眠。
2. **Zolpidem（Stilnox / 使蒂諾斯）**：具有高度選擇性結

合到 BZD 受器中的 BZ_1（ω1）位置，故主要為助眠用，而較無抗癲癇和肌肉鬆弛等效果。臨床主要用途為快速誘導睡眠，但較無維持睡眠的效果。

3. **Zaleplon（Onsleep / 入眠順）**：作用與 zolpidem（Stilnox / 使蒂諾斯）類似，主要是選擇性結合到 BZ_1 位置，主要功效為助眠。而相較於前兩者藥物，其半衰期更短。

Non-BZD 藥物的副作用

Non-BZD 藥物的副作用相對來說比 BZD 藥物少，比較不會有隔天頭暈或手腳無力、容易跌倒的狀況（zopiclone 仍有可能）。除此之外也比較少呼吸抑制或隔天嗜睡的副作用，也比較不會與酒精發生交互作用。

少數民眾會有的副作用，像是失憶、夢遊、夜食、幻覺及腸胃道不適等，而通常換藥或減輕藥物劑量都能有效避免副作用。

另外 Non-BZD 藥物剛問世時，因為其效果快，加上較不會產生耐受性、戒斷症狀及白天殘餘副作用，因此學者認為其較不會成癮。但後來發現，non-BZD 藥物依舊有濫用與成癮的問題，部分藥物甚至比 BZD 藥物還嚴重。

吃安眠藥要注意的事項

- 請勿配酒、葡萄柚、茶或咖啡，最好是白開水。
- 通常為睡前半小時左右服用，依各種藥物種類及劑量而有所差異。
- 服藥後請勿出門、開車、上下樓梯或操作危險器具。
- 安眠藥盡量收好，避免他人誤食，服藥後也請盡量不要把藥物放床上或床邊，以免夜晚半睡半醒之間多吃。
- 服藥後如果隔天會嚴重頭暈或爬不起來，請告知醫師調整藥物。
- 服藥如果出現夢遊狀況，請停藥並回診與醫師討論。
- 如服藥後仍睡不著，請勿自行增加劑量，可以多深呼吸和練習放鬆，並回診與醫師討論是否要調整藥物。
- 懷孕或哺乳婦女，應盡量避免服用安眠藥，如因病情需要，請服用懷孕等級 C 級安眠藥物或其他 B 級替代藥品。請勿服用 D 級或 X 級藥品。

藥物劑量越大越強？

臨床上可以看到每種安眠鎮定藥物的劑量都不太一樣，比方說安定文（Ativan）一顆是 0.5 毫克、美得眠（Modipanol/FM2）－顆是 2 毫克、悠樂丁（Eurodin）一顆是 2 毫克、而欣得眠（Syndoman）一顆則是 15 毫克等。常會有民眾或醫學生誤解「克數越多代表效果越好或越重」，其實這是大錯特錯的，譬如 FM2 雖然只有 2 毫克，但是它的效果卻是安眠鎮定藥物中數一數二的強。

效價

其實藥物的效果與強度，主要是跟藥物的「效價（Potency）」有關係。效價簡單來說，就是「單位藥物劑量達到特定效果之能力」。大家可以想像成，在公司中，能力較好的員工，要完成一件工作所花費的時間會比其他員工還少。所以在藥物界，效價越高等同於效果越好，在追求同樣的效果時，效價越高的藥物所需的劑量就越小。

而臨床上的安眠鎮定藥物，為了達到相似的效果，每種藥物的劑量都做了適當的調整。比方說欣得眠（Syndoman）15 毫克的助眠效果，就大約與悠樂丁（Eurodin）2 毫克差不多。因此臨床上欣得眠（Syndoman）是一顆 15 毫克，而悠樂丁

（Eurodin）是一顆 2 毫克。（所以通常藥物的單位劑量越少，代表它的效價越高。）

所以臨床上的藥性強弱，不能只考慮藥物劑量，同時也必須考量到藥物的效價及特性。另外有一點也必須理解，雖然低效價的藥物效果沒高效價藥物那麼強，但如果服用的總量變多，仍是可以產生較強的效果，所以適量使用是相當重要的。以下將常見 BZD 藥物依效價強弱分組：

高效價 BZD 藥物

- Alprazolam（Xanax / 贊安諾）
- Lorazepam（Ativan / 安定文）
- Clonazepam（Rivotril / 利福全）

低效價 BZD 藥物：

- Diazepam（Valium / 煩寧）
- Oxazolam（Serenal / 心益）
- Bromazepam（Lexotan / 立舒定）

醫院也瘋狂漫畫【藥物劑量迷思】

李主任你怎麼開30毫克那麼強的藥給我，之前我都只吃10毫克而已！

阿伯，不同藥不能用重量來比較輕重，我事實上是在幫你減藥喔！
藥物不是越多毫克越強？

不是喔，比方說安眠藥可能只有2毫克，但比10毫克的鎮定劑強好多倍喔！

原來如此，我誤會了，感謝李主任告知！
Bye~

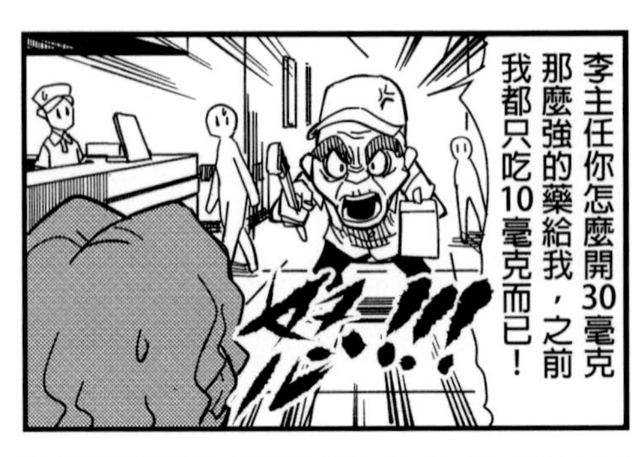

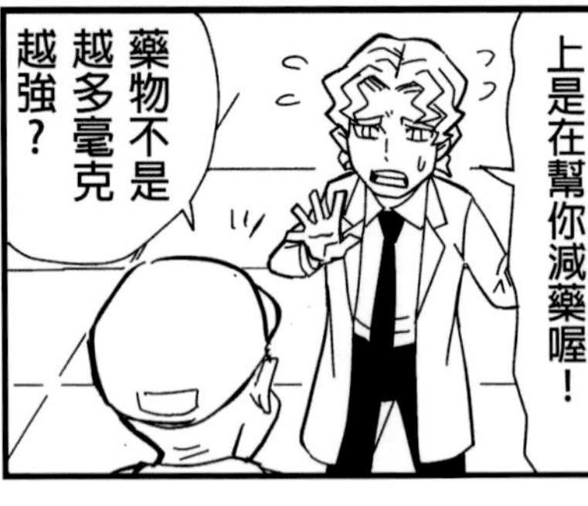

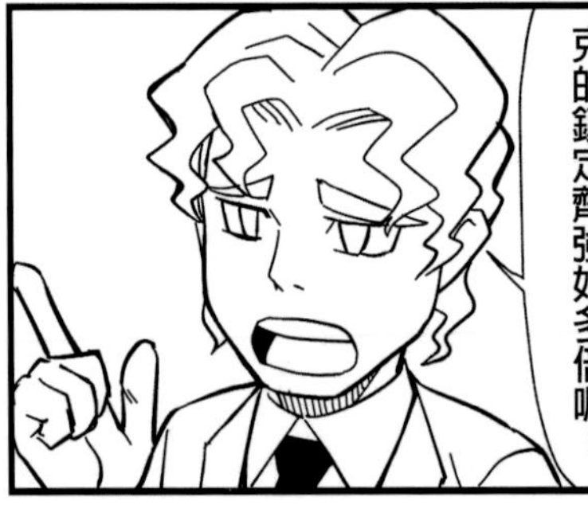

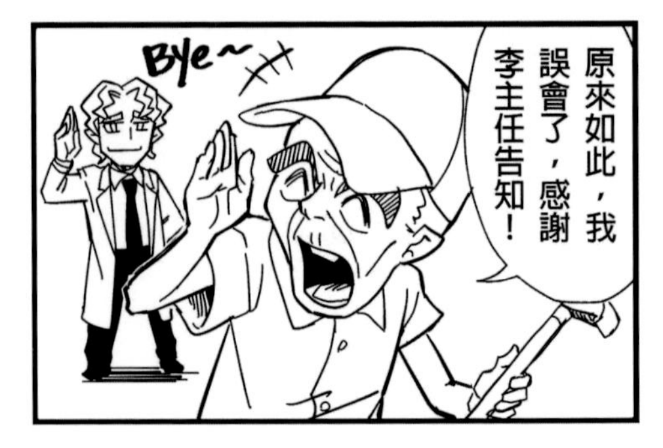

藥物的學名、商品名與俗名

市面上每一種藥物，都有學名與商品名，有的甚至還有俗名。對於剛接觸藥物的民眾，常會被這些名稱弄得「霧煞煞」。

以著名的 flunitrazepam（Rohypnol®/ 羅眠樂®）為例：

- **學名**：Flunitrazepam 是學名
- **英文商品名**：Rohypnol®
- **中文商品名**：羅眠樂®
- **俗名**：FM2 / F2

藥品被藥廠研發時，會有兩個名稱 - 學名和商品名，學名代表的是該藥物的主要化學成分，不會更改。而商品名就是藥廠給予它的商品名稱，每家藥廠對於同種化學成分的藥物，給予的商品名都可能不同，以 flunitrazepam 為例，其中文商品名包括了「羅眠樂」與「美得眠」等。而通常第一家研發出藥物的藥廠，給予藥物的商品名，臨床上常會用「原廠藥」來稱呼。

新藥剛被研發出來時，原廠藥有所謂的「專利保護期」，過了專利期後，各大藥廠就可以以這個化學成分製造類似的藥物，並且給予不同的商品名來販售。

一般來說，通常商品名都比較好念或好記，比方說「flunitrazepam」發音和記誦都相當困難。而「羅眠樂」不但好記、好念又容易理解。

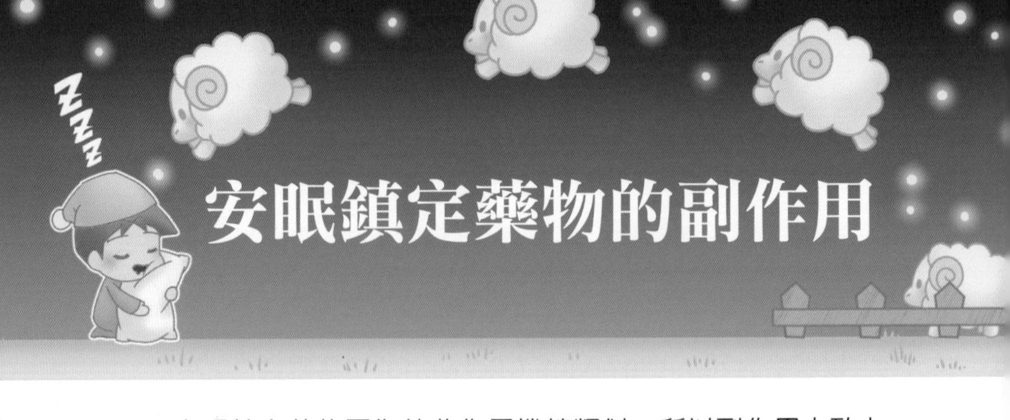

安眠鎮定藥物的副作用

安眠鎮定藥物因為彼此作用機轉類似，所以副作用大致上相似。但要注意的是，副作用是指少數人在服用藥物特定狀況下會出現的不適反應，並不是代表所有人服藥都會有這問題。所有藥物都「**可能**」有副作用，但不是吃了一定會有副作用，大部分的人吃藥，只要合理劑量、用法正確，通常不會有副作用。如果出現身體不適、疑似過敏，應先停藥盡快回診與醫詢問師討論。

安眠鎮定藥物的副作用嚴重程度取決於使用藥物的種類、劑量以及造成的神經抑制程度。我們可以把常見的副作用分成**直接副作用**以及**間接副作用**：

直接副作用

- 嗜睡（Drowsiness）
- 昏睡（Lethargy）
- 頭暈（Dizziness）
- 頭痛 （Headache）

- 腸胃道不適（Gastrointestinal discomfort ）
- 判斷力受損（Impaired judgment）
- 認知能力受損（Cognitive dysfunction）
- 譫妄（Delirium）：老年人特別容易有此副作用。
- 失憶（Amnesia）
- 身體不協調（Ataxia）
- 肌肉無力（Hypotonia）
- 口齒不清（Slurred speech）
- 步態不穩（Unsteady gait）
- 反射減少（Decreased reflexes）
- 注意力不集中（Impaired attention）
- 呼吸抑制（Respiratory depression）

【補充】：譫妄介紹請至補充章節。

間接副作用

- 跌倒（Fall down）
- 藥物濫用（Abuse）
- 藥物依賴（Dependence）
- 藥物戒斷症狀（Withdrawl）
- 藥物成癮（Addiction）
- 矛盾性興奮（Paradoxical excitation）

【補充】：矛盾性興奮詳細介紹請至補充章節。

其他可能副作用

- 夢遊症（Somnambulism）
- 幻覺（Hallucination）
- 過敏性反應（Anaphylactoid reaction）：如紅疹。

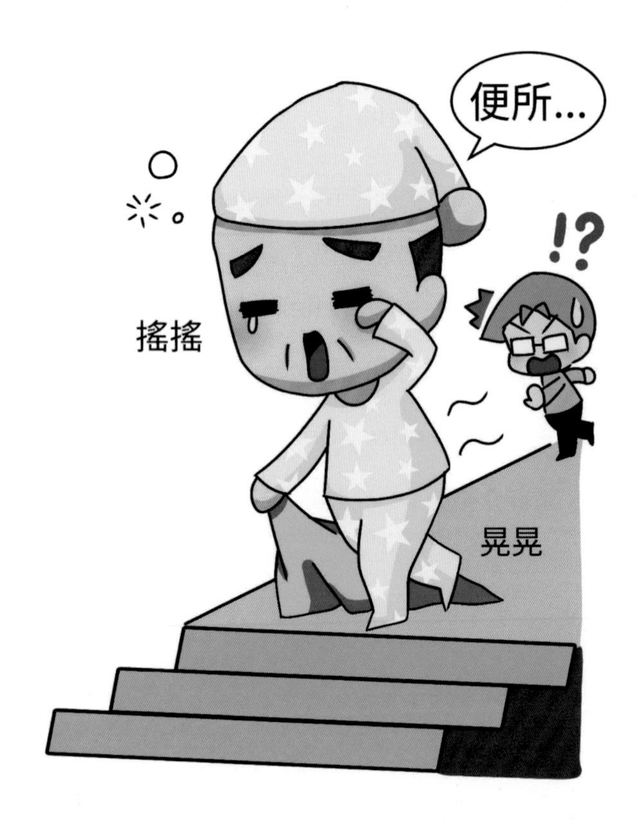

服藥後部分民眾肌肉無力容易跌倒要小心。

長期使用藥物的評估

對於安眠鎮定藥物是否能長期使用，在臨床上常引起討論。目前美國精神科醫學會（The American Psychiatric Association; 簡稱 APA）認為，只有特定的焦慮疾患，如恐慌症（Panic disorder）和廣泛性焦慮症（Generalized anxiety disorder），經醫師審慎評估後，才能長期服用 BZD 藥物，其他情況都應避免長期服用 BZD 藥物。

因應長期使用藥物的民眾，以下有份檢查表格，可以藉由簡單的問答來評估是否應該繼續使用 BZD 藥物。這份檢查表格主要包括四個面向，如下所示：

項目	觀察、檢查與詢問
1. 診斷	診斷是否符合長期使用 BZD 藥物？
2. 藥物與物質相關	» 藥物劑量是否合理？ » 使用反應是否良好？ » 是否有使用其他非法物質，如安非他命、K 他命或大麻？ » 是否有酒精濫用？ » 是否有服用其他可能會抑制中樞神經系統的藥物？
3. 不良反應	臨床上是否有副作用？
4. 家庭觀察	家人長期觀察，是否改善？有無副作用？

濫用、成癮與依賴

若長期服用高劑量安眠鎮定藥物，部分民眾有可能會出現「耐受性（Tolerance）」生理反應，不一定是有濫用（Abuse）或依賴（Dependence）的情形。因此當醫師發現民眾對藥物產生依賴時，需要重新評估藥物的種類及劑量是否適當，而非馬上停用或更換藥物。

名稱	內容
濫用（Abuse）	濫用泛指對藥物或物質的不當使用，進而造成問題行為、判斷錯誤或影響到日常生活。其涵蓋的範圍相當廣大，不僅侷限在醫療方面。根據研究，有酒精濫用及物質濫用的個案，通常濫用 BZD 藥物的機率也比一般人大。
成癮（Addiction）	明知道對自己有害的藥物或物質，仍無法控制衝動而一再使用。成癮一詞多用於平常用語。
耐受性（Tolerance）	長期反覆使用某藥物或物質後，同樣劑量的效果越來越差，要服用更大劑量才能達到跟原來相同的效果。
依賴性(Dependence）	長期使用某藥物或物質後，如果產生了耐受性、戒斷症狀，以及相關臨床症狀，整體符合診斷準則（常用的是 DSM 和 ICD 診斷系統），則可判斷個案對該藥物已產生依賴。

而臨床上，除了可以從個案的狀況來判斷是否有濫用、成癮或依賴的情形外，我們還可以藉由藥物的劑量落在「綠燈區」或是「紅燈區」來判斷。

綠燈區

如果每日劑量在美國 FDA 所建議的最大劑量一半以下，代表此劑量處在安全範圍內，我們稱之為「綠燈區」。如：

- Alprazolam（ Xanax / 贊安諾）劑量低於每天 2 毫克
- Diazepam（Valium / 煩寧）劑量低於每天 20 毫克
- Lorazepam（Ativan / 安定文）劑量低於每天 5 毫克
- Clonazepam（Rivotril / 利福全）劑量低於每天 4 毫克

紅燈區

相對的，如果每日劑量超過 FDA 認可的最大劑量，那就是落在「紅燈區」，代表著危險劑量。如：

- Alprazolam（ Xanax / 贊安諾）劑量超過每天 4 毫克
- Diazepam（Valium / 煩寧）劑量超過每天 40 毫克
- Lorazepam（Ativan / 安定文）劑量超過每天 10 毫克
- Clonazepam（Rivotril / 利福全）劑量超過每天 8 毫克

但是在特殊情況下，如恐慌症發作或是酒精戒斷症狀出現時，使用劑量可以在短期間內超過標準最大劑量，等到情況穩定後，再逐漸把藥物劑量減低到適當的劑量。

安眠鎮定藥物會不會造成依賴？

「依賴（Dependence）」，主要由兩個要素構成：一個是「耐受性（Tolerance）」，也就是越吃越沒效。本來吃一顆可以睡得很好，現在變成要吃兩顆。另一個則是「戒斷症狀（Withdrawal）」，就是突然停藥或減藥後，會產生很多不適症狀，包括了緊張、焦慮或失眠等症狀，甚至比治療前還不舒服。

一般來說，「效價高、藥效快、半衰期短」的藥物，較容易產生依賴性。換句話說，就是效果越好及副作用越少的藥物，越容易讓人依賴。然而，雖然半衰期長的藥物不容易產生依賴性，倘若發生，要戒除就相當困難，因此仍不可恣意濫用。

比方說早期的 triazolam （Halcion / 酣樂欣）與現在的 alprazolam （Xanax / 贊安諾）都屬於這類效果快又好的藥物。而如今酣樂欣 triazolam 因為其易造成依賴與成癮，美國已經將其下市，而台灣目前市面上仍存在著，列為第三級管制藥品，有嚴格的開立限制，大部分醫院也已經不再使用。

即便如此，若服用的劑量與方式適當，加上有「藥物假期（Drug holiday）」的觀念，可以大幅減低產生依賴的可能性。而如果要停用藥物，也要遵循醫師建議，循序漸進。不要因為擔心會上癮就「自動減少」服用的劑量，反而為失眠所苦。

【補充】：藥物假期（Drug holiday）：長期用藥的個案，在特定時段內有計畫的停用藥物，以恢復對藥物的敏感性、身體的特定機能或是減少藥物的某種副作用。

如何停用安眠鎮定藥物？

長期服用安眠鎮定藥物的民眾，如果突然停用或快速減量，常常會出現戒斷症狀：如反彈性焦慮、失眠，甚至癲癇等。根據統計，在減藥的過程中約有 1/3 的民眾會發生戒斷症狀。

因此如果要停用藥物，應該採取「先逐漸減量，接著間歇停用，最後再完全停用」的策略。一般來說，減藥的策略跟藥物種類有關。如半衰期越長的藥物，較不容易產生戒斷症狀。而半衰期短的藥物，較容易出現戒斷症狀。所以半衰期短的藥物，減藥速度要比較慢。

如果您剛好是 BZD 藥物的長期使用者，也請不要在看完本書後就把所有藥物停掉，這樣做成功機率很低。雖然長期使用 BZD 藥物會有副作用，但長期失眠造成的傷害更大。

如何停用 BZD 藥物在臨床上是門藝術，目前並沒有一定的減藥方式。但筆者認為，成功減藥祕訣不外乎三字訣：「慢！心！恆！」：

1. <u>慢慢減少</u>：一般原則為 1~2 週減少原來劑量的 1/4~1/2，如原來一次服用一顆的個案，頂多一次減少半顆。
2. <u>小心戒斷：</u>若有戒斷症狀產生要停止減藥，甚至還需加些許劑量來緩解戒斷症狀。一旦發生戒斷症狀，減藥的時間要再延長 2~3 倍。

3. 持之以恆：成癮及依賴並非是一日造成的現象。所以要戒除安眠鎮定藥物也不是一件簡單的事情，必須循序漸進，聽從醫師的指示減藥，才容易成功。

一般可以把計畫要停藥的個案粗略分為二類：

1. 長期使用低劑量安眠鎮定藥物的個案：這類通常可以在門診逐漸減少藥物劑量，而不需要住院治療。
2. 使用高劑量安眠鎮定藥物，或合併其他藥物濫用的個案：這類通常會伴隨著嚴重的戒斷症狀，因此通常建議住院治療，一來可以留心是否有副作用產生，二來封閉的醫療環境可以避免其再次濫用藥物或物質。通常住院治療成效不錯，但重點是出院後的持之以恆。

成功停藥的個案通常有以下幾點特色：

- 動機強烈。
- 可配合醫師建議，循序漸進減少藥物劑量
- 生活無明顯壓力源
- 配合認知行為治療
- 原來服用的藥物劑量不高

停藥的建議方法：

- 與醫師共同擬定一個減藥計畫，慢慢的循序漸進，時間長度一般建議 3~6 月。但通常住院不會住那麼久，所以大部分都會在門診完成減藥的計畫。每減少一次劑量，都要小心可能會出現的戒斷症狀，並持續跟醫師溝通，醫師也要持續給予民眾衛教及鼓勵。

- 通常減藥的方法，以「平均分散減少劑量」優於「減少服藥次數」。假設原本藥物是早晚各吃一顆（1# BID），在減少劑量時，早晚各吃半顆（0.5# BID）的方式，會優於早上吃一顆（1# QD）或晚上睡前吃一顆（1# HS）的方式。因為這樣可以避免血中藥物濃度起伏過大，進而引起戒斷症狀。

- 如果有戒斷症狀（如反彈性焦慮）的產生，請停止減藥並考慮加上適當劑量來減少不適。但如果個案有藥物濫用或焦慮疾患病史時，其不適症狀不一定是 BZD 藥物戒斷症狀造成的，比方說可能是恐慌症發作，或是安非他命戒斷症狀引起的。醫師臨床上容易誤判，須特別留意。

安眠鎮定藥物吃多會不會變笨？

許多民眾對於安眠鎮定藥物感到恐懼，認為吃了之後反應會變鈍，甚至「變笨」，其實是有所誤解。

在藥性活化期間（如晚上服藥後半夜醒來），對於認知功能以及判斷力一定會有不良影響。但這些副作用通常是短暫並且可逆的，等到藥效一過就會恢復正常。如果不適感讓人無法忍受，可以考慮變更藥物種類、服用劑量或服用時間等方式來解決。

目前沒有明確醫學證據證明長期使用會對認知功能造成不可逆的傷害。但有少部分研究認為，長期使用安眠鎮定藥物（平均使用十年以上），會導致認知功能的缺損，然而這些缺損在停藥後有改善。

我的建議是白天盡量減少不必要的鎮定劑使用，晚上失眠的患者，盡量以較輕的劑量來服用安眠藥。

臨床上，除了少數的失眠是原發性失眠外（佔失眠比例較低），大部分的失眠都是次發性失眠，也就是有其他的原因造成。因此安眠鎮定藥物只是先行協助我們改善失眠症狀「治標」、減少對生活的影響，或避免焦慮惡化。但最重要的是盡快找出失眠的主因，並且加以改善，才是真正「治本」的方法。

安眠鎮定藥物吃多會不會得癌症？

台灣曾有研究指出長期服用高劑量安眠藥，會增加罹癌風險，新聞報導一出，造成許多原本穩定的民眾因害怕而停藥，導致失眠、焦慮和情緒不穩定，少數病患症狀因此復發。

這新聞隨後被許多專家學者及食藥署反駁與澄清，但這消息已經負面影響了許多民眾的健康。

根據 2015 年蘋果日報新聞報導：

「衛福部食藥署藥品組科長陳可欣說，此研究是健保資料庫觀察回溯性質研究，研究者未一路緊盯用藥到罹癌過程，無法排除不當飲食、作息等可能致癌原因，患者不必因此而要求停藥或換藥。陳可欣指出相關藥物仿單並無恐罹癌警語，也無其他研究證明關聯性，食藥署暫不打算重新評估藥物風險。」

該研究是健保資料庫研究，沒辦法達到證據力高的「大規模隨機雙盲」的要求標準，只能分析考能相關性。比方說，部分憂鬱症患者會失眠，需要服用安眠鎮定藥物來改善睡眠。但如果以健保資料庫來分析，會發現憂鬱症患者服用安眠藥比例比一般人很高，進而導致了「吃安眠藥物會造成憂鬱症」的莽撞結論，反而會倒果為因。

戲劇化一點的比喻，就好比所有人死亡前都有吸過氧氣，進而推論「吸氧氣會讓人致死」一般。

同理癌症患者因為焦慮、憂鬱和疼痛，時常也為失眠所苦，所以如果單純用健保資料庫去分析，也同樣可能會導出吃安眠藥物會致癌的錯誤結論。

另外，該研究也沒有排除其他可能的致癌危險因子，像是抽菸和喝酒等。比方說長期酗酒會造成肝癌和失眠，所以他們服用安眠藥物的比例自然比較高，但是他們又因為酗酒而罹患肝癌，沒有仔細比對評估的話，也會錯誤推論「安眠藥會造成肝癌」的結論。

吃安眠鎮定藥物要不要空腹？

安眠鎮定藥物不會傷胃，另外鎮定藥物原則上飯前或飯後都可以，但空腹也可以吃，吸收效果更好。而安眠藥物則一定是睡前吃。

安眠鎮定藥物吃多會不會傷肝洗腎？

這是醫師在診間最常被問的問題之一，答案是如果正確的服用適當藥物劑量，也沒有併用酒精或是個案本身有肝炎或腎臟等相關病史，是不會傷肝洗腎的。

安眠藥物的代謝，跟大部分藥物一樣，是在肝臟進行氧化還原、解毒代謝等生理反應，腎臟主要負責將解毒代謝過後的藥物進行「排泄」出人體的過程（排尿）。因此是否會傷肝，取決於藥物種類、劑量和肝臟狀態。比方說很常見的止痛藥普拿疼一天吃一顆不傷肝，但是如果你一天吃了八顆以上，對肝臟就會帶來嚴重的負擔和傷害。

安眠鎮定藥物也是如此，服用安眠鎮定藥物的重點就在遵守醫囑，切勿自行加量。肝臟單位時間內的代謝能力有限，短時間服用過多的藥物，會讓肝臟細胞「過勞」、肝功能指數升高，造成不良反應。

洗腎最常見的原因還是糖尿病和高血壓等慢性疾病控制不佳，或是腎臟發炎感染等問題，長期大量的止痛藥也是危險因子。

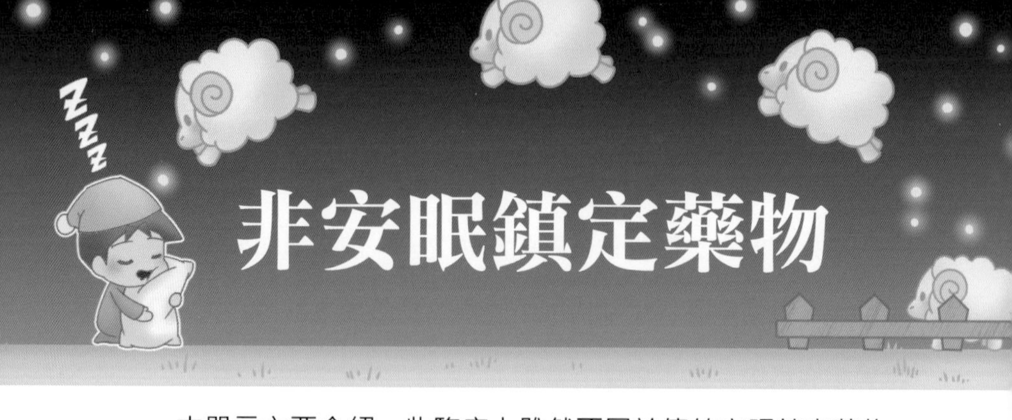

本單元主要介紹一些臨床上雖然不屬於傳統安眠鎮定藥物，但是也附帶有安眠效果的藥物。當民眾有合併其他臨床症狀時，如選擇適當，這些藥物可以達到事半功倍的效果。最常見的就是部分抗組織胺藥物、抗憂鬱藥物、褪黑激素和抗精神病藥物。

常用的非安眠鎮定藥物

學名	英文商品名	中文商品名	藥物分類
Trazodone	Mesyrel / Trazo	美舒鬱 / 解憂	抗憂鬱藥物
Mirtazapine	Remeron	樂活優	抗憂鬱藥物
Zotepine	Lodopin	絡篤平	抗精神病藥物
Quetiapine	Seroquel	思樂康	抗精神病藥物
Clothiapine	Etumine	意妥明	抗精神病藥物
Chlorpromazine	Winsumin	穩舒眠	抗精神病藥物
Diphenhydramine	Vena	柏那	抗組織胺藥物
Dexchlorpheniramine	Dex-CTM	特息敏	抗組織胺藥物
Hydroxyzine	Vistaril / Atarax	維泰寧 / 得慮安	抗組織胺藥物

【補充】：抗組織胺藥物常用來治療過敏反應。感冒如果有鼻塞的症狀，醫師也可能會開立抗組織胺藥物，這是為什麼民眾常認為「吃感冒藥會想睡覺」的原因，因為第一代抗組織胺藥物有安眠鎮定的效果。

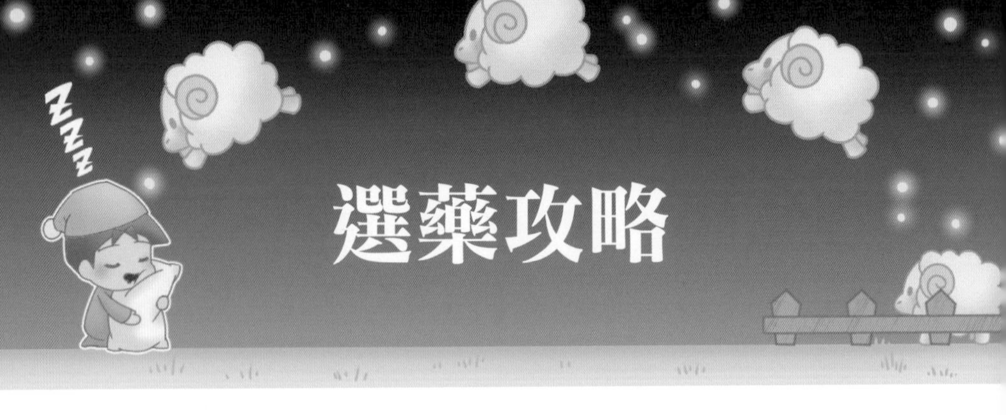

了解失眠狀況

- **難入睡？**
  - » 先詢問是否有干擾睡眠的因子。(如音樂沒關、燈沒關、鄰居噪音、家人走動、睡眠環境改變、睡前激烈運動、飲用咖啡或茶等。)有的話先行解除干擾因子並且給予衛教。
  - » 心情焦慮睡不著 → 考慮開立解焦慮藥物。
  - » 心情憂鬱睡不著 → 考慮開立帶有助眠效果的抗憂鬱藥物睡前服用。
  - » 精神症狀影響睡不著 → 考慮開立帶有助眠效果的抗精神病用藥。
  - » 身體疾病不舒服 → 找出病因治療，安眠藥只能治標。

- **睡到一半容易醒？**
  - » 先詢問是否有干擾睡眠的因子。有的話先行解除干擾因子。

» 避免開立短效或只有引導睡眠功效的藥物，如 zolpidem（ Stilnox/ 使蒂諾斯）。考慮開立藥效比較長久之藥物，如中長效的 BZD 藥物，但要小心半夜起來上廁所時跌倒。

- **很早起？**

  » 先詢問是否有干擾睡眠的因子。有的話先行解除干擾因子。

  » 注意是否有憂鬱症狀，因為憂鬱症個案可能會有早醒（Early wakening）的症狀。

- **睡覺時間長，但還是很累？（睡眠品質不佳）**

  » 先詢問是否有干擾睡眠的因子。有的話先行解除干擾因子。

  » 詢問是否有酗酒的習慣。（酒精會破壞睡眠週期的結構，減少深睡期，進而影響睡眠品質。）

  » 睡眠品質不佳的人，通常睡眠時間都比較長（為了補償睡眠品質不佳）。應養成固定時間起床的習慣，勿因為前一天睡眠品質不佳就賴床。

了解基本病史

肝腎功能

» 肝腎功能不好的民眾，藥物劑量應減量，或選擇較不經肝腎代謝的藥物，如 lorazepam （Ativan/ 安定文）。

年紀

» 老年人的藥物起始劑量應較低，藥物調整速度也該較慢。（Start low, go slow.）

» 兒童及嬰幼兒應盡量避免開立。

懷孕或哺乳

» 原則上懷孕或哺乳的婦女應避免服用藥物。如醫師評估風險後須開立，建議先請個案填寫相關同意書並進行藥物衛教。藥物選擇部分，以懷孕藥物分級中 A 級或 B 級的藥物優先考慮。C 級的藥物須審慎評估，若有必要或是優點大於缺點則可酌量開立。D 級以下的藥物不可開立。

【補充】：目前安眠鎮定藥物沒有 A 級和 B 級的藥物，只有 C、D、X 三級。

藥物過敏史

» 若有安眠鎮定藥物過敏史，應避免開立。

有無系統性疾病？

» 如果有肺炎或慢性阻塞性肺病，服用藥物須小心呼吸抑制的副作用。

» 失眠如果是系統性疾病造成的，應先行治療其主要疾病。

有無藥物或酒精濫用史？

» 個案如果有藥物或酒精濫用史，開立安眠鎮定藥物時要特別防範濫用、成癮及依賴等狀況。也就是盡量避免開立易成癮的安眠鎮定藥物。

是否步態不穩或容易跌倒？

» 若過去跌倒過，開立安眠鎮定藥物要非常小心，通常跌倒都是發生在半夜起床如廁時。旁邊若有專人照顧為最佳。另外也可以考慮開立較無肌肉鬆弛效果的 non-BZD 藥物，或短效的 BZD 藥物。

之前吃過那些安眠藥？是否有副作用？

» 過去服用過的什麼藥物？效果如何？是否有副作用？這些對醫師在擬定治療計畫時，都是相當重要的資訊。

安眠鎮定藥物效果不佳或避免濫用及依賴時

» 可以考慮使用非安眠鎮定藥物。而藥物的選擇則看是否有合併其他症狀。以下略舉兩例：

學名	英文商品名	中文商品名
Trazodone	Trazo / Mesyrel	解憂 / 美舒鬱
Mirtazapine	Remeron	樂活憂

以上兩者藥物，如果服用後有嚴重頭暈、口乾、便祕或頭痛的症狀，應停止服用。

安眠鎮定藥物的二線藥物：

» 當有嚴重失眠，且初階安眠鎮定藥物反應不佳時才考慮開立。若效果依舊不佳，建議轉介給精神科醫師評估與治療。

學名	英文商品名	中文商品名
Flurazepam	Dalpam	達眠伴
Flunitrazepam	Modipanol /Rohypnol	美得眠 / 羅眠樂

正確觀念

- 需要時才用、盡量少用、能低劑量就低劑量。
- 避免與酒類、葡萄柚或柚子等併用。
- 了解藥物依賴的可能症狀與風險。
- 與醫師共同擬定未來藥物調整計畫。

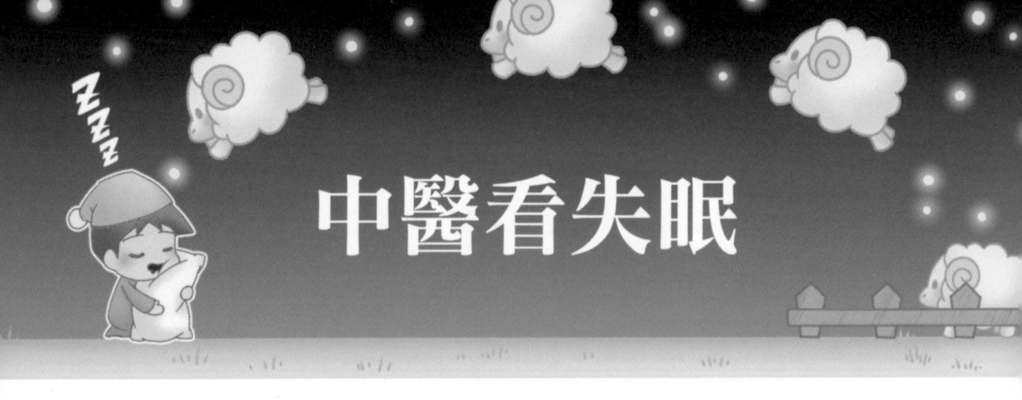

中醫看失眠

前言

以下這個章節，筆者欲盡量淺顯地介紹，目前較多數中醫師在失眠相關病症上的看法共識，以及常見的治療方向。

撰寫這些文字的主要目的，是想讓讀者正確地認識：

- **「中醫是如何看待失眠問題」**
- **「若有失眠問題，該如何跟中醫配合共同面對疾病」**
- **「中西共治」的策略，在面對失眠上有什麼優勢**

此章節非是以治療指引做為目的，或是針對臨床工作者角度的撰寫。因此在針灸、藥物及其他治療手段及理論上，此處會採取比較淺顯而概略性之敘述。讀者朋友如果對較深入的內容感興趣，請參考章節後的推薦書目，進行更深入而專業的閱讀。

本章節，特別感謝台北市立聯合醫院仁愛院區中醫科主治醫師林舜穀醫師，以及詠生中醫診所吳建東醫師，及各位學長姊之協助審稿及修改。

失眠是人類自古就有的問題，中醫藥的治療在失眠這塊領域上，本身即有確實的療效。而近年來臨床上，越來越多病患受到失眠困擾，因而尋訪求診於中西醫之間，也越來越多的病患採取「中西共治」的方式來與失眠抗戰。

另一方面，持續不斷有新的科學研究顯示，中藥及針灸對於西醫定義的自律神經失調、焦慮、憂鬱或失智等疾患，其療效具有統計上的意義。

中醫的特色是全人觀，因此在處理失眠症狀的同時，也同時考慮病患的全身狀況，調整體質，從不同的層面來著手。

許多病患，在透過中西共治的治療後，快速地改善睡眠及生活品質。更有些病患，經過治療，最後達到中西藥都不必服用，能自然入睡，順利擺脫失眠。臨床觀察與近期研究均顯示，中西共治，相較於單一治療，能更大幅度的改善病患症狀。同時，中藥和針灸，亦能作為病患藥物假期（Drug holiday）之間的症狀緩解替代方案。

古人也有各種失眠

有人說失眠是一種文明病。的確現代人生活緊湊，職場工作和學習競爭壓力大，這些壓力確實是很多失眠病患的背後病因。

不過，古人也有失眠問題。

根據目前考古及中醫學術，約在東漢前後成書的《內經》《難經》中，已經有：「目不瞑」、「不得眠」、「少瞑」、「不得臥」、「不寐」等詞彙出現。醫聖張仲景的《傷寒雜病論》中，在黃連阿膠湯、桂枝加龍骨牡蠣湯及酸棗仁湯等篇章，也提到了與睡眠障礙相關的症狀。如：

《金匱要略·血痺虛勞病脈證并治》：「虛勞虛煩不得眠，酸棗仁湯主之。」

「失眠」一詞，則首見於唐朝王燾的《外臺秘要》中。

綜觀歷代各醫書經典中，對於睡眠醫學相關的文字，大致上以：「睡、眠、臥、寐、寤、寢、瞑、（多）夢、覺、醒」等字出現。詞彙部分，則以：目不瞑、不得眠、不得臥、少瞑...等詞彙來記錄。

由於文言文是一種較濃縮的紀錄方式，因此這些詞彙之定義上，雖和現今 ICD-10 中所定義的失眠（Insomnia）診斷並不能說完全相同，但所敘述的，是具有相似特徵的臨床病患。

失眠，確實是一個古老的問題。

看似好懂，卻又捉摸不定的中醫的專有名詞

關於「陰陽、氣血、五臟六腑、營衛、虛實……」

在診間，很多病患會憂心忡忡地拿著各式中醫的科普和衛教文章，甚至是網路上的文章來詢問：

「醫生，我之前看過別的中醫師，他認為我腎虛，我是不是要去腎臟科啊？」

「我看吼，我的症頭和網路文章上寫的心陰虛很像捏，這是什麼意思啊？我是不是卡到陰啊？」

這個場景，相信每一位中醫師都有經歷過吧？

有一些辭彙，像是「心陰、肝腎陰虛、營衛不和……」等諸如此類的字詞，這些其實是中醫的專有名詞，來自於古代傳承演變至今的中醫架構邏輯。

這些專有名詞，方便中醫師把疾病做分類，或是能作為中醫師和中醫師之間的討論，以及書籍文字記載（醫案或病歷書寫）時的用語。

然而，筆者通常不會太過去科普這些知識給診間的病患，原因是：雖然這些辭彙是中文，感覺起來似是直覺而好懂，其實不然。

這些詞彙背後的意涵，往往難以三言兩語解釋，且真的要解釋起來，很多討論的前題若無法先被確立，乍聽之下很容易

對這些詞彙有錯誤的認知。

並且，不同時代的不同醫家或醫書，紀錄下「同一個字」時所欲代表的定義，還可能有所不同。各位還記得以前國文考試時，光一個「之」字有多少種解釋嗎？多到還可以出複選題，對吧！

由於完整地解釋，在臨床診間實務上是比較困難的。因此通常筆者會建議各位失眠的病友，如果不是特別有興趣，倒不用去深究說:「到底這些詞彙背後，究竟是怎樣？或是這些詞彙，能不能夠和西醫的器官，一對一做簡單連結。」

反而會建議，不用太糾結在這些字句上，放過它們也放過自己。思考這些古書詞彙和現代西醫器官之間的關係，這件事情讓中醫師來費心燒腦就好。千言萬語，實在是一言難盡。並且糾結在這些點上，絕對會加重失眠的病情。

不過，以下還是稍微簡介一下這些名詞吧！

關於陰陽

這裡的「陰」，並不是說陰曹地府的陰；此處的「陽」，也不是指給予地球日照的太陽。而是中醫在敘述上，把人的存在（包含功能和有形架構）用「陰、陽」的詞語來解釋。在古代中醫典籍的敘述上，可說人是一個又一個的太極陰陽圖（或稱：兩儀圖），其中有陰有陽，陰陽互相依存，且不可分離。

建議初步且概略上，可做這樣的認識：

» **【陽】**：偏向敘述人體「功能性」的層面，或是偏「動」的屬性。

» **【陰】**：偏向敘述人體「物質性」的層面，或是偏「靜」的屬性。

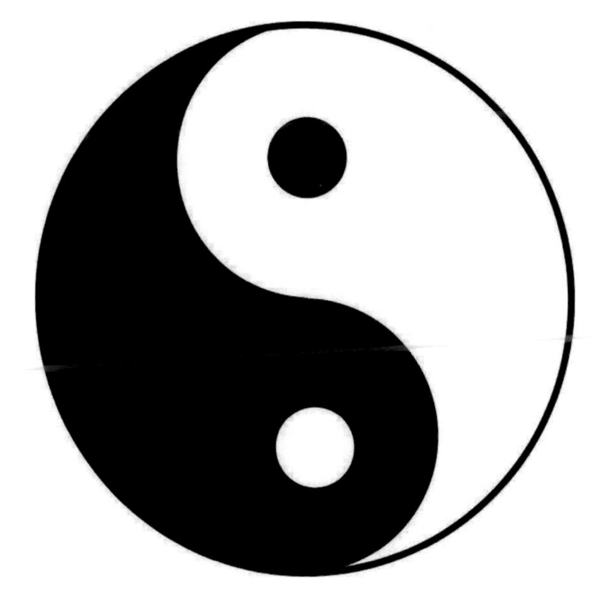

萬物有陰陽，人體也自成陰陽。人體的陰陽若能順利的對應所處環境的陰陽（包含日夜節律，白天屬陽晚上屬陰），則是健康的狀態；反之，如果人體的陰陽無法對應到大環境的陰陽，就肯定會出狀況。

古人觀察到人身體中，各種功能和物質晝夜起伏循環的現象，以「衛氣」循行於人體中陰陽的方式，描述了人類的寤寐週期。

《靈樞·口問》：「衛氣晝日行於陽，夜半則行於陰，陰者主夜，夜者臥；陽者主上，陰者主下；故陰氣積於下，陽氣未盡，陽引而上，陰引而下，陰陽相引，故數欠。陽氣盡，陰氣盛，則目瞑；陰氣盡而陽氣盛，則寤矣。」

《靈樞·大惑論》：「黃帝曰：病而不得臥者，何氣使然？岐伯曰：衛氣不得入于陰，常留於陽。留於陽則陽氣滿，陽氣滿則陽蹻盛，不得入于陰則陰氣虛，故目不瞑矣。」

簡而言之，日夜睡眠的節律週期，就是人體陰陽循環的表現。會有失眠問題的產生，是此陰陽循環的各種環節上，產生了滯礙或問題，這就是中醫師所需要處理的部分。

失眠和五臟有關係？

各位也常看到、或聽到中醫師提起：「肝、心、脾、肺、腎」這五個詞彙。這是指一系列以五臟「肝、心、脾、肺、腎」，與六腑「膽、胃、三焦、膀胱、大腸、小腸」作為人體生理功能的劃分的系統，中醫稱之為「臟象」，又稱「藏象」。

《靈樞．本臟》：「五藏（臟）者，所以藏精神血氣魂魄者也。六府（腑）者，所以化水穀而行津液者也。」

在「臟象」這樣的中醫分類系統裡，一個人的各種精神狀態及心智活動，和各自對應的臟腑類別有關。所以會有「怒、喜、思、悲、恐」對應「肝、心、脾、肺、腎」的說法。但這並不是說，憤怒這種情緒，就完全對應於中醫的肝。因為在臟象學說的系統中，五臟六腑是一起運轉的，不會有哪一個單獨而可切分。過度的切分，是違背臟象學說及中醫的思考邏輯的。而在臟象學說裡，臟腑的病態狀態（包含過亢，或是虛衰不足），會影響人體的情緒活動，也會產生日夜節律循環的失調，也就是睡眠障礙。《素問．病能論》中，即以「藏（臟）有所傷」來解釋「人有臥而有所不安者何也？」

面對失眠，中醫師會想些什麼，做些什麼？

看病患，就像辦案一樣。

中醫師透過四診，也就是「望、聞、問、切」，來蒐集各種臨床線索。而四診所探查到的資訊，會在中醫師腦袋中反覆推敲，進而拼湊病患產生失眠的具體原因，比如說：

- 陽不入於陰，是屬於陽這端出了問題？
- 還是屬於陰那一端出了問題？
- 病家身體中有哪些臟腑太過強勢？哪些則因故而不足？
- 這些不平衡點的關係偏重在哪邊？
- 經絡相關問題之有無？
- 衛氣營血之間的關係是否失衡？分布如何？
- 有沒有病理產物，(如:氣滯，痰，血瘀......等)在作祟？
- 有沒有其他的問題（如：外感外邪）的干擾？

此處僅是舉例。不同的中醫師，根據所學習的過程，或習慣的診療方式，審病的方式和思考邏輯自有所不同。

我該提供哪些資訊給中醫師呢？

臨床上有些失眠的病患，一臉不舒服地進來診間，反覆地說著自己睡不好，卻又不知從何說起。雖然有經驗的醫師可以透過問診技巧，多半能引導病患思考並敘述出自己的症狀。不過，有些問題，建議病友在尋訪中醫師之前，花一點小時間思考整理一下。這些問題，對於中醫師分辨病患的失眠類型，有很大的幫助。如：

- 我的失眠的狀態是怎麼樣？是不好入睡，還是睡眠中斷？
- 是不是常常做夢？惡夢的比率高不高？
- 早上是否很難爬起床？
- 晚上是否需要起來上廁所？
- 排便多半是便祕，或是大便稀軟不成形？
- 最近胃口如何？
- 工作壓力是不是感覺快壓垮自己了？
- 平時有在服用什麼中西藥，或是保健食品？
- 若是女性朋友，近期月經的狀況如何？
- 是否停經後才出現失眠的困擾？

中醫常見的失眠分類

自漢朝以來，諸多醫家根據各自的臨床見解，對於失眠的分類敘述法實多。若要完整的條列並解釋，筆者能力不足，且此篇章頁數會暴增數倍，也不太符合本書的主軸。因此，以下是依照筆者經驗，概略性的含括三個臨床上常見的主要方向。包含：

- 情志所傷
- 虛衰不足
- 內外邪干擾

情志所傷：

這類型病患，通常是因為強烈的心理刺激，或過度而長期的情緒累積，如：強烈的大喜、憤怒、憂思、傷悲……等所致。此處的「情志」，是指：「怒、喜、憂、思、悲、恐、驚」這七種情緒或精神活動。

中醫認為，人體的臟腑與特定種類的的精神活動有關。正常的情緒波動，當然是自然的，但若是七情「太過」，譬如持續時間太久，或反應太過強烈，則相對應的臟腑會受到影響，就會產生失眠。如：

- 憂思過度，心血耗傷，血不養心，神不守舍。

- 思慮過度，氣結於脾，運化失司，心脾兩虛，神失所養。
- 過於憤怒或抑鬱，肝氣鬱結，肝條達疏泄失職，魂不守舍。
- 氣鬱日久化火，火熱擾動神魂，神魂不能安靜歸舍，產生失眠。
- 大恐卒驚，恐則傷腎，氣下不升，心腎不交，產生失眠。
- 驚則氣亂，氣陷傷膽，決斷無權，神魂不寧。

虛衰不足

這個分類，圍繞在「臟腑虛損，精血不足，魂魄失養」的概念上，包含五臟六腑的虛衰，氣血營衛陰陽的虛衰。

張介賓《景岳全書》云：「無邪而不寐者，必營氣之不足也。營主血，血虛則無以養心，心虛則神不守舍。故或為驚惕，或為恐畏，或若有所繫戀，或無因而偏多妄思，以致終夜不寐，及忽寐忽醒，而為神魂不安等證，皆宜以養營養氣為主治。」

這類型病患，如：

- 肝腎陰虛，相火過亢而上擾心神，營血不足則心火內熾。
- 膽氣虛怯，決斷失職，神魂不定。
- 營血不足，神魂失養。

- 腎精虧乏，心火失濟，火擾心神。

這類型的問題來源，多半有三類：

1. 遺傳方面的先天體質，先天稟賦不足，受之即虛少。
2. 長久處於其他病理狀態的耗損。
3. 調養失宜，誤服藥物誤治。

久病大病後繼發的失眠，以及年老體衰之後的失眠，女性更年期症候群相關的失眠，也多半歸屬於此類。關於體質的問題，筆者於後面的篇章再作解釋。

內外邪干擾

此處的所稱的「內外邪」，包含中醫所談及的各種「外來邪氣」，以及「痰、飲、實熱、虛火、食積、血瘀」等病理產物。

明朝末年的醫家張介賓，在著作的《景岳全書》總括了這類型病患：「有邪而不寐者，去其邪而神自安也。故凡治風寒之邪必宜散，如諸柴胡飲及麻黃、桂枝、紫蘇、乾葛之類是也；火熱之邪必宜涼，如竹葉石膏湯及芩、連、梔、柏之屬是也。痰飲之邪宜化痰，如溫膽湯、六安煎、導痰湯、滾痰丸之屬是也。飲食之邪宜消滯，如大和中飲、平胃散之屬是也。水濕之邪宜分利，如五苓散、五皮散，或加減《金匱》腎氣丸之屬是也。氣逆之邪宜行氣，如排氣飲、四磨飲之屬是也。陰寒之邪宜溫中，如理陰煎、理中湯之屬是也。諸如此類，亦略舉大概，未悉其詳，仍當於各門求法治之。」

上述這段古文，敘述了很多面向的內科問題，如：

· 飲食不節造成的脾胃臟腑問題。

· 身體原有的正常代謝受到「痰、濕、瘀、阻」的干擾。

· 外邪侵襲......等。

飲食不節造成的脾胃臟腑問題：

舉例來說，讀者假日與朋友出去吃到飽餐廳，大魚大肉地吃了滿肚子，到了要睡覺的時候還是覺得腹部鼓脹，翻來覆去怎樣都睡不著。這就是典型此類的「胃不和則臥不安」情形。食物堆積在腸胃中無法正常消化的情形，中醫稱為「食積」，而此種成因的失眠，治療上會著重在腸胃系統。上述是個比較極端的例子，而臨床上很多病患消化問題解決了，睡眠也會因此改善。

身體原有的正常代謝受到「痰、濕、瘀、阻」的干擾：

在中醫的架構中，生病時，因為生理機轉和疾病的交互作用下，身體的各種有形或無形的通道與連結，高機率會產生稱為「痰、濕、瘀、阻」的病理產物。

「痰、濕、瘀、阻」在概念上可以想像成身體中堆積的廢物或干擾物。這些東西，就像是車禍現場的事故車，堵塞在病位上，會讓身體原本該有的氣血陰陽循環受到阻礙。通常這類型病患，容易在代謝上呈現症狀。舉例來說，很多人的失眠，是因為夜晚睡覺時頻繁的尿意打斷，一個晚上要起來數次。這些類型的病患，除了要考慮臟腑的虛衰外，也必須考慮「痰、濕、瘀、阻」在身體中堆積造成的影響。

此外，很多重病或久病之後跟著出現的失眠症狀，也有這類型原因的成分在。

外邪侵襲：

大家是否曾有感冒症狀發作，伴隨當晚翻來覆去無法入眠的經驗呢？這是這類型最典型常見的表現。當然外邪在中醫中的定義不只是普通感冒，但是這種經驗想必讀者本身，或是身邊的人一定經歷過。

「虛衰不足、內外邪干擾、情志所傷。」上述這三大類狀況，在同一位病患身上，可能會因為內、外不同原因，「先後交錯」或「同時」出現，困擾著病患。而辨別各種狀況的存在與否，其嚴重程度，以及處理上的輕重緩急，就是中醫師和病患之間的功課了，也是成功治療的關鍵所在。

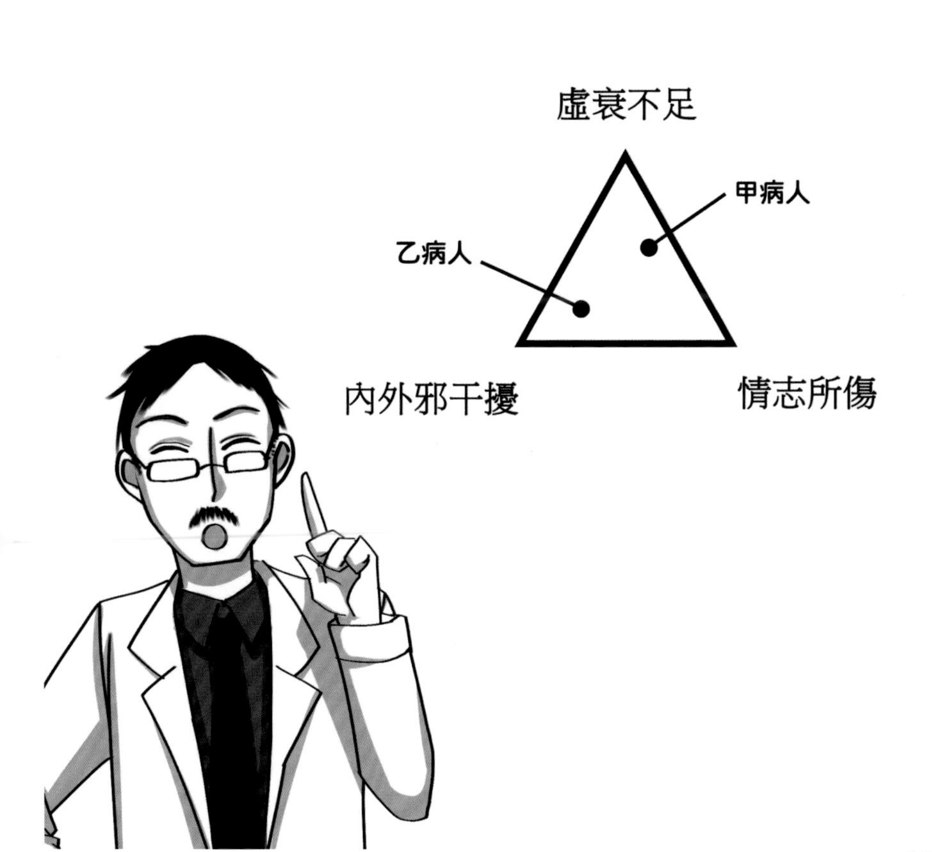

常見的陰虛火旺型失眠

現代忙碌環境下，許多自律神經失調、併有失眠症狀的病患，很多常感覺到自己手足心熱、容易盜汗、口乾、兩顴潮紅、頭暈、耳鳴、心悸、舌質偏紅等不舒服……等症狀的族群，這類型病患，屬於陰虛火旺體質的比例極高。

筆者在診間常戲稱這是很標準的忙碌病，在中醫上，這種狀態就同時含括了上述的陰質之「虛衰不足」，以及陰虛火旺體質後繼產生的虛火「內外邪干擾」之問題。因此治療上，透過階段性的補虛及去邪治療策略，可以有效地改善體質和睡眠品質。

年老退化的失眠

前面提到，在中醫諸多失眠的大分類中，年老退化的失眠，是屬於「虛衰而不足」類型。

《靈樞•營衛生會》：「老人之不夜瞑者，何氣使然？少壯之人，不晝瞑者，何氣使然？歧伯答曰：壯者之氣血盛，其肌肉滑，氣道通，營衛之行不失其常，故晝精而夜瞑。老者之氣血衰，其肌肉枯，氣道澀，五藏之氣相搏，其營氣衰少而衛氣內伐，故晝不精，夜不瞑。」

老化、退化雖然是天地賦予萬物的自然法則，步入暮年的過程，各臟腑開始不同程度地先後虛衰。臨床上筆者確實無法做到逆天而將病患返老還童，但仍可以使用藥物或針灸，調整其相對應的平衡，減緩失眠的症狀。

重病大病之後的虛衰失眠

《諸病源候論》：「大病之後，臟腑尚虛，營衛未和，故生于冷熱。陰氣虛，衛氣獨行于陽，不入于陰，故不得眠。」

身受重病後，身體各臟腑處於失衡的狀態，此時陰陽氣血循環必高度受到干擾。許多重病病患的失眠狀態，歸屬於此類。

氣滯血瘀為主因的失眠

有些病患會在經歷過一次較大的外傷之後開始失眠。除了情志所傷的因素之外，身體整體的氣血運行是否受到內傷影響而不順暢，亦是中醫的考量範疇。

當然，這亦屬內外邪干擾型失眠的類型。個人經驗上，這類型病患，以血府逐瘀湯能處理的病患族群最為典型。

鼻竅或上呼吸道的問題

有些病患有鼻塞的問題，特別是在晚上躺下來睡覺的時候較明顯。比較嚴重的，更有整個晚上都要靠嘴巴呼吸，睡睡醒醒，白天頭暈腦脹無法集中精神，影響到工作或課業。這類型病患的治療重點，會有相當的重心著重在「脾、肺」兩個臟腑。有時候讓呼吸的狀況改善，很多睡眠狀況自然就解決了。

更年期症候群相關的失眠

更年期女性，因卵巢功能自然退化，容易引發體內一系列內分泌失調，因而產生許多的症狀，其中，包含情緒及失眠問題。雖然在中醫上的處理，仍不脫離虛衰不足，內外邪干擾，情志所傷這三個思考面向，但由於女性的身體構造與體質傾向，與男性不同。停經前後的分別亦會影響處方中藥的方向，因此建議女性病友在求診時，不妨注意一下近期月經的狀況，或者回想一下某些症狀，是不是停經之後才慢慢跑出來的。

大腦器質性病變之後的失眠

常見於腦部受傷，腦神經血管病變（包含梗塞及出血型中風），中樞神經感染或頭部手術後的患者。這類型患者的特色是病情嚴重而反覆，治療上需謹慎小心而有耐心。

生理時鐘不斷轉換者

需要頻繁輪班換班的工作者，如所謂「花花班」的醫療人員、空服員、作業員、或常跨時區出差的人。這些人容易因為生理時鐘的混亂，無法建立較長期穩定的睡眠週期，產生失眠的比例較一般人高。

這類型的人，因個體的陰陽氣血循環，無法長期達到一個平衡的水平，因此身體內長期處於虛衰不足，或內外邪干擾(如：虛火、痰濕、瘀阻）的狀態。

由於這是屬於外在因素導致的失眠，在無法轉換工作或是離開現有環境的情況下，不容易根治。若是如此，臨床治療方針多半是協助病患維持「可接受」的生活品質為主，同時協助病患補足虛衰之處，並盡力清理干擾身體的內外邪。

關於體質

中醫常談體質，究竟什麼是體質呢？

簡單來說，體質就是每個人的分型或是傾向。體質的不同，會影響個體罹患疾病的傾向。臨床上我們會發現某一些人，「非常容易反覆得到某一類型的疾病」，體質在這個現象中，就是很大部分的原因來源。

此外，不同體質的人，在看似同類型的疾患疾病上，所使用的藥物也可能截然不同。

不同體質的人，對同種藥物劑量，也會有不同的反應程度及耐受性。因此不同體質的人，需以適合的療法和藥物及劑量，分辨體質而後施治。這也是中醫強調「因人制宜」的治療原則之原因。

此外，筆者觀察到近年來「精準醫療」的發展概念，似乎和中醫的個體化體質概念，是相呼應的。

目前大多數中醫師的共識，認為體質主要受到幾種因素影響：

- 先天因素的遺傳
- 飲食
- 生活習慣

- 生活環境（包含地理環境及氣候因素）
- 長期的心理情志狀態及壓力

中醫透過藥物，針灸，調整生活作息……等介入，讓體質從極端的狀態，趨向較為平和而不偏頗的狀態，如此可以使人擺脫反覆獲得某些疾病的「傾向」。這是中醫的強項，也是臨床治療旅途上，比較注重中長期的治療目標。

中醫常見的治療失眠手段

由於中醫在處理失眠，最根本著重的，還是人體臟腑、陰陽之間的失調，或是氣血之間的不和。所以治療的大架構，是平衡身體裡面的氣、血、陰、陽、營、衛、臟腑之間的關係。

簡而言之，就是設法讓身體混亂的各元件，恢復到它們原有、該有的功能上。要達到這個目的，中醫會透過一些「手段」，如滋陰降火、疏肝、養血和營、補益心脾、交通心腎、清熱化痰、和胃等。

先確立治療目標

因為治療失眠往往是一場慢性而冗長的旅途。因此在展開治療前，筆者習慣和病患先討論短、中、長期的治療目標。

通常，長期或是最終的目標，即是讓病患擺脫失眠的困擾，讓五臟六腑、陰陽氣血回到比較好的狀態，同時改善體質，使病患不容易再復發失眠。

而短期的作戰目標，除了抽絲剝繭，找出病患失眠的因素外，最重要的，就是盡快讓病患回到較好的生活與睡眠品質。因此，有幾件事情是需要在看診時，透過醫病之間的合作來釐清或討論的：

- 病情病因的推敲
- 短中長期目標的確立
- 去邪，補虛之間的拿捏

若判斷短期內無法迅速驅除病患的病因狀況，或如上述提到的年老退化型失眠，或是外在影響因素無法短時間內去除的患者，此時退而求其次，把目標訂定在「減輕症狀」，盡可能地維持病患日常生活。

病程的長或短

通常，有明顯且急性變化的病因，如果能迅速移除病因之後，由於身體各元件（包含陰陽，氣血，五臟六腑）沒有受到損傷，病程會比較短。反之，病情則傾向綿長難纏。

此外，如果病因找出來，但是因為現實因素而無法移除（工作壓力，課業壓力，家庭壓力）者，病情也會傾向綿延而反覆。

針對這些病友，短期以定期持續的針灸控制症狀，中長期以適當的中藥來斷根調治，是比較妥善的作法。治療時間，根據病家平時所處的環境和體質不同，可能會長達三個月甚至是半年。

而且在這個過程中，失眠是個討厭鬼，常常在治療持續進步的旅途上，碰上一個變天，或一場情緒波動，就把它短暫召喚回來。

病期的起伏是很常見的，放寬心。越是糾結於短暫時間的病情反覆，甚至責怪自己，反而無形增加許多壓力，更不利於康復。

常見針灸穴

失眠常見的針灸穴位，分布於頭皮、軀幹、耳朵。此處列出一些常用且安全的穴位，目的是讓病友們了解常使用的穴位大致之分布。實際針刺治療時選用的穴位，會根據醫者的臨床判斷，熟習的針法而有所不同。

- **神門 （HT7）：**手少陰心經。仰掌取穴。位於手前臂內側前方，腕橫紋近尺側端凹陷中。附近皮膚由 C8 尺神經掌枝，尺側屈腕肌肌腱則受 C7-T1 支配。
- **陰郄（HT6）：**手少陰心經，位於神門穴（HT7）向上 0.5 寸附近皮膚由 C8 尺神經掌枝，尺側屈腕肌肌腱則受 C7-T1 支配。
- **百會（GV20）：**位於督脈，頭頂正中線上，前髮際線後推五寸。取於頭頂正中線畫一條線，並與兩耳尖連線的交會處。
- **神庭（GV24）：**屬於督脈，頭頂正中線上。頭額正中線上前髮際後五分處。
- **四神聰（EX-HN1）：**為一組經外奇穴。以百會穴（GV20）為中心，向前、後、左、右延伸 1 寸的四個穴位組。
- **本神（GB13）：**足少陽膽經，位於頭部前髮際向五分，並往左右旁開 3 寸處。位於額肌上，由顏面神經肌支支配。

- **攢竹 （BL2）：**足太陽膀胱經，位於眉毛靠近身體中線內側的凹陷處。高度位於額骨切跡下方。附近肌肉由顏面神經支配。
- **內關（PC6）：**屬手厥陰心包經。仰掌，掌側腕横紋正中上二寸。掌腸肌肌腱與橈側屈肌肌腱之間，附近肌肉皮層主要受正中神經（C5-T1）支配。《靈樞・衛氣》：「手心主之本，在掌後兩筋之間二寸中」。
- **三陰交（SP6）：**屬足太陰脾經。位於小腿內側的脛骨後緣，並從內踝尖直上三寸找取，通常按壓會有明顯痠感。附近肌肉皮膚受隱神經（L4）與脛神經（L5~S1）支配
- **陰陵泉（SP9）：**屬足太陰脾經。亦位於小腿內側，脛骨內側髁後下方的凹陷處。附近肌肉軟組織受隱神經（L4）及腓神經（L4~S3）支配。
- **印堂穴（Ex-HN3）：**屬經外奇穴。位於前額兩眉頭之中間。
- **耳針：**如神門點、心點等。

此外，耳針不同於體針的好處在於，除了在診間施針刺激外，還可以透過耳針貼，或是耳珠貼，讓病患帶回家，睡前或

日間自行按壓刺激，加強療效。

另外值得一提的是，頭皮針雖然看似嚇人，但是因為人體頭顱骨厚而硬，而針灸的不鏽鋼軟針僅入皮層及軟組織層，不會穿過顱骨，看似嚇人，實際上相當安全。

目前台灣中醫師使用的針具皆為無菌拋棄式。

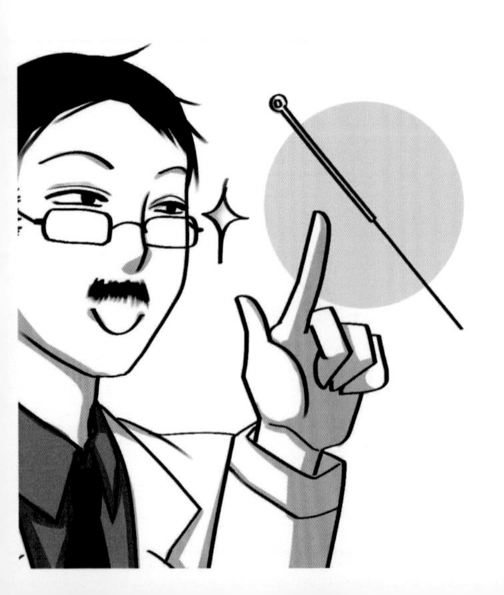

針灸治療失眠，多久要針一次？

針灸治療的頻率，大致上會根據病患的狀態，和醫師的手法差異而不同。若是因急性外感，或是「胃不合臥不安類型」的病患，較容易在一兩次針灸內達到較高的療效。

然而若是因慢性問題，特別是各式壓力，情緒，或其他身心問題所造成的失眠，一般而言，一週一次是較基本的常態。若是病勢較猛而症狀嚴重的，則可能需要到一週兩次。

如是長期失眠，病情綿延的病患，單次的針灸針刺可以幫助病患數天內的睡眠品質，但是效果會隨著時間遞減。這類型的病患，特別以情緒問題及壓力造成的自律神經失調最為典型。若是兩次針灸之間的間隔太久，治療的力道會不足，療效會打折扣。

這裡延伸出另一種狀況：如果是因工作或現實狀況無法規律回診針灸的病患，替代的方案，則是教導病患在家中自行進行穴位按摩。

穴位按摩，以及在家可以做的事

透過徒手，或適當的器械，對身體特定的穴道進行刺激。

譬如位於頭部的百會、風池、印堂、四神聰、攢竹，位於手腕的神門，以及耳朵的心點及耳神門點......等，都是常用的穴位，適合多數的病患，操作也簡易。

不過，穴位的選擇實際上會根據不同病家的病情，而有所調整。經過診間的診斷，諮詢中醫師的意見，再來進行專屬於自己的自我按摩保健方式吧！

靜坐及冥想也被證實可增進睡眠品質。也是可在家中操作，加速治療過程的好方法。

隋代巢元方於《諸病源候論》中，即提出以氣功改善睡眠品質。而近代，太極拳及八段錦在中西各方研究中，持續被證實對諸多身心及神經方面的疾病，有確實的正面影響。

食療

中醫認為天地間萬物都有其屬性。在諸多可食用的東西中，屬性比較強烈的，在歷史演變過程中多半會被當作藥物，而屬性比較平和的，則傾向被當作食物。

生病之時，我們的主力軍是各色效果卓越的藥物，但在此同時，日常所選用的食材假使選擇恰當，那就像是民兵和義軍一樣，可以幫助前鋒部隊，更早攻克敵人。

不過，個人化食療的選擇，筆者亦建議和專業人員討論。因為食物雖然屬性較為平和，但是仍然有所謂的偏性：寒、涼、溫、燥、熱，以及一些內、外、上、下的屬性。究竟哪一些食物食材才「對」了病家當下的狀況，實難有個一言以蔽之的簡單答案。

此外，若是因為飲食不恰當而引起的「胃不和則臥不安」系列的問題，透過飲食習慣的調整而得治，也可算是一種食療。

談到中藥

由於現今環境中，中藥材的取得遠比西藥，特別是安眠類型的藥物更加的容易，在失眠的病友族群中，常常有人在網路上看到、或口耳相傳聽到「某某藥可以治療失眠」的資訊，就自行去藥房或其他通路設法取得，然後照著聽聞的方式使用一段時間。

筆者不建議這樣的使用方式，原因有二：

1. 這樣的用法多屬亂槍打鳥，無效的機率大於對症下藥而產生療效的機率。
2. 劑量、劑型或藥物和藥物之間的配伍也沒有被思考過，有可能會產生各式誤用之下所帶來之毒副作用，不可不慎。

中藥對於失眠是有確實而扎實的療效。使用上，建議先找尋中醫師診治。

看中醫時，我拿到的中藥粉是什麼？

目前健保給付環境下，中醫藥處方大多以「供配伍用中藥顆粒」為主，即為俗稱的「科學中藥」。在香港稱為「中藥沖劑」，中國稱為「中藥配方顆粒」。

這項技術最早是由日本人長倉音藏發明，在 1950 年代，由順天堂藥廠創辦人許鴻源博士引進。藥廠將單味或複方中藥材（方劑），利用顆粒劑的技術，經煎煮成流浸膏後，抽提並過濾濃縮後，再製成的顆粒劑型 。

使用上將這些顆粒溫水攪拌後沖服，或是直接服用。具有快速服用，方便攜帶的特性，相對於傳統藥材，具有減少儲存空間，降低蟲蛀霉變，免除煎煮麻煩，價格低廉等方便性。

但如果醫者希望使用其他劑型來達到治療效果，如：

- 醫者經驗上，認為某些病症使用傳統藥材飲片的療效潛力較高。
- 患者症狀複雜。
- 看診的中醫，較熟悉傳統飲片的處方架構。

那麼這些時候，則可能會回到傳統劑型的丸、散、膏、丹、湯劑等類型。

由於同樣的藥材，被製成不同的劑型，其在治療上會有著層次和適應不同狀況的差異。因此時至今日，仍然有許多醫家會使用傳統劑型，是有其道理的。如：

明朝徐春甫《古今醫統大全》：

湯者，蕩也，煎成清汁是也，去大病用之。

散者，散也，研成細末是也，去急病用之。

膏者，熬成稠膏也。

液者，搗鮮藥而絞自然真汁是也。

丸者，緩也，作成圓粒也，不能速去病，舒緩而治之也。

關於即飲包和代煎劑

以湯劑，也就是俗稱的水藥來說，如果想發揮藥材最大的療效，嚴格說起來必須根據藥材的屬性，在「不同的時間點」把藥材放下去煮。譬如：在筆者的觀念裡，多數時候珍珠母、牡蠣這類型的藥物，為了發揮療效，要優先於其它藥材的煎煮，我們稱為「先煎」。此外，有些藥物在不同的使用前提下，需要晚於其他藥物加入煎煮，稱之為「後下」。

而現代人生活忙碌緊湊，已經失眠疲憊的狀態下又拿了一大包藥材回去費神要怎樣煎煮好，實在煞費心神。

幸好現在科技進步，多數醫療院所或藥房，有專門的煎煮器材和人員，可以根據醫生的醫囑協助煎煮，將藥材化成一包一包的真空即飲包。服藥時，只要開封隔水加熱，就可以服用湯劑。可說是兼顧進階療效及方便性的好選擇。

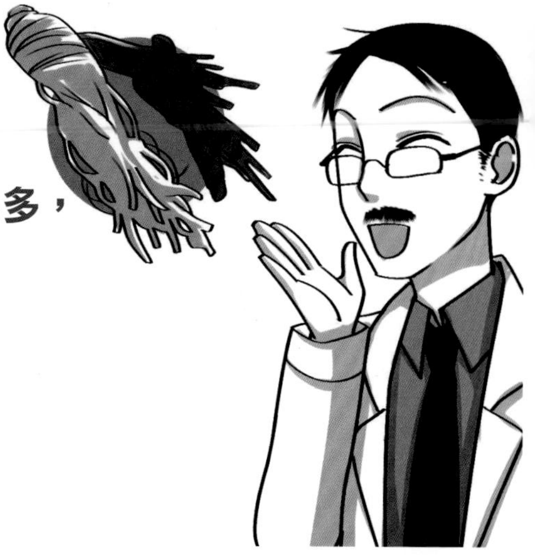

不同藥材的藥性相差很多，

不要輕易自己試藥喔。

可以被用來治療失眠的「選項」藥材

以下舉隅一些近代，各醫家較常使用在處理失眠相關病症的藥材：

酸棗仁	生地黃	當歸
知母	熟地黃	半夏
柏子仁	黃芩	竹茹
遠志	黃連	枳實
夜交藤	黃柏	枳殼
龍骨	茯苓	桂枝
牡蠣	茯神	肉桂
芍藥	麥門冬	生薑
珍珠母	天門冬	柴胡
紅棗	薄荷	小麥
甘草	栝樓根	大黃
牡丹皮	茵陳	半夏
桃仁	川芎	梔子
石菖蒲	女貞子	枸杞子
木香	黃耆	人參
淡竹葉	粳米	鉤藤
黨參	蓮肉	蓮子心
藿香	鬱金	琥珀
龍膽草	澤瀉	地骨皮
細辛	菊花	肉蓯蓉

各位是否覺得琳瑯滿目，覺得中醫藥好像一份豐盛的菜餚，隨手抓幾項來湊在一起，或甚至是每種都來一點，「應該就可以治癒我的失眠症了吧？」

且慢。中藥不是這樣使用的。

通常，什麼都亂來一點的下場，就是吃了一堆藥，然後病情沒有改善，反而身體在別的方面更走下坡。

這些中藥的藥性，有些是相輔相成，有些則是往相反方向去作用。

隨機隨手地取用，輕則互相抵消，重則有害無益。

因此上面提到的這些中藥材，只是可以被用來治療失眠的「選項」。

在診間，透過望聞問切，我們會先判斷病患的體質，身體的寒熱虛實，氣血陰陽的狀態......等。審視病家不同的失眠症狀，從上述的選項中挑選、組合出合宜的藥方。

常見中藥方劑

前頁所述之中藥材列表，是歷代醫家在面對失眠疾病時，所經常使用的藥物。大多數情況下，中醫師不傾向單獨使用一種中藥，而是會將這些藥物，組合成所謂的「方劑」。

組成方劑的目的有很多層面，主要是增強療效，或是降低單一藥物的偏性或副作用。

以下僅簡單列出一些較為常見的方劑。值得一提的是，這些方劑在使用上，會根據不同的臨床狀況做加減，而方劑與方劑之間，也可能會有互相搭配的情形。

逍遙散：

» 柴胡、當歸、白芍、白朮、茯苓、甘草、生薑、薄荷。

» 主要臨床功效：疏肝解鬱，健脾養血。

柴胡加龍骨牡蠣湯：

» 柴胡、龍骨、黃芩、生薑、人參、桂枝、茯苓、半夏、大黃、牡蠣、大棗。

» 主要臨床功效：和解少陽、鎮驚安神。

天王補心丹：

- 天門冬、人參、茯苓、玄參、丹參、遠志、桔梗、當歸、五味子、 麥冬、柏子仁、酸棗仁、生地黃。
- 主要臨床功效：養心安神、滋陰清熱。

天王補心丹有個極富宗教色彩的故事。這個處方，最早可追溯到敦煌莫高窟出土的佛教古文書中，其中記載著：「毘沙門天王奉宣和尚神妙補心丸方」的故事。

文字記載著：一位法號道宣的老和尚，因為長年奮力於寫作著述佛經，心勞成疾，產生了各種類似於神經衰弱的症狀。有一天他在夢裡，夢見毘沙門天王告訴他這個方子，他夢醒之後照著方子服用而獲治癒，於是他將此方記載下來，後世廣為流傳。相關的文字目前存於英國倫敦博物館編號 S.5598 的敦煌攝影膠片中，而這也是這個方劑會有「天王」的名稱由來。

不過，當時佛經記載的此方，和目前廣為流傳的天王補心丹，在藥性概念上相似，細節上和名稱上則有所差異。最開始正式以「天王補心丹」這五個字紀錄的，是南宋的《楊氏家藏方》，而目前較常被醫家使用的（十三味）天王補心丹版本，則是明朝薛己《校注婦人良方》所記載的版本。

甘麥大棗湯：

» 甘草、小麥、大棗。

» 主要臨床功效：和中緩急，寧神安躁。

小柴胡湯：

» 柴胡、黃芩、人參、半夏、甘草、生薑、大棗。

» 主要臨床功效：和解少陽。

溫膽湯：

» 半夏、橘紅、茯苓、甘草、枳實、竹茹、生薑、大棗。

» 主要臨床功效：行氣化痰，調和膽胃。

歸脾湯：

» 人參、黃耆、白朮、茯苓、當歸、酸棗仁、桂圓肉、遠志、木香、甘草、生薑、大棗。

» 主要臨床功效：補益氣血、健脾養心。

吳茱萸湯：

» 吳茱萸、人參、生薑、大棗。

» 主要臨床功效：溫中補虛、降逆止嘔。

黃連阿膠湯：

» 黃連、阿膠、黃芩、白芍、雞子黃。

» 主要臨床功效：清熱補虛，潤燥除煩。

抑肝散：

» 當歸、白朮、茯苓、鉤藤、川芎、柴胡、甘草。

» 主要臨床功效：平抑肝氣、鎮痙安神。

關於中藥的使用：莫翻古書查失眠，自己抓藥越吃越失眠。

曾經有個病患，他先翻了《金匱要論》，看到其中一段：「虛勞虛煩，不得眠，酸棗仁湯主之。」

於是他自己去藥房抓了酸棗仁湯，服用了一陣子。

然而，他卻忽略了一個問題：究竟他的體質及失眠，是不是符合酸棗仁湯條文所敘述的狀況。

過些時候，他發覺沒有預期該有的療效。又翻書和上網，看了《備急千金要方》的溫膽湯條文。越看越覺得像是自己的症狀，於是又抓了溫膽湯來服用。印象中，最後他把酸棗仁湯、甘麥大棗湯、柴胡加龍骨牡蠣湯、天王補心丹、溫膽湯、歸脾湯......吃過一輪，時間劑量長短不一，最後，不但失眠越發嚴重，身體也因為亂投藥物，而產生了更多的問題。

關於痠痛貼布做為失眠偏方之看法

市售的各式中藥痠痛貼布中，常含有一些清熱、行氣的藥物，如薄荷、龍腦、黃芩、黃連、黃柏等。而坊間也有傳聞一些將痠痛貼布貼在額頭或其他部位可助眠的「撇步」。

筆者認為，這樣的「撇步」，對於身體病理狀況屬於：

1. 氣鬱化火狀況較嚴重
2. 或是本身就是因為肌肉、筋膜病變產生的痠痛、繃緊感等

這些類型的病患，確實會有改善症狀的體感

但這種作法實難「通用」在每一位病患身上。

同時，筆者特別擔心整體架構是屬於「虛證」的病患上，長期這樣使用，會產生負面的影響。

較好的中西共治失眠模式

很多病友來求診的時候，已經服用西藥很長一段時間。並且筆者觀察，這些病友因長期的失眠症狀，西藥服用有時是混亂的，有些人今天吃了某些 A 藥，明天覺得睡得仍然不好，於是吃了一顆 A 藥外加半顆 B 藥，而後天又覺得不對勁，吃了兩顆 A 藥...

通常這些病患會問筆者一個問題：

「醫生，我可不可以不吃西藥，只吃中藥？」

「醫生，我不想再吃安眠藥，我想馬上停掉西藥，可以嗎？」

考慮到各種藥物的作用機轉和戒斷症狀之有無，這樣的使用方式非常不恰當。這時，我會強烈建議病患求診於身心科醫師，重新整理並檢視一下這些藥物。這點非常關鍵。

另一方面，中西共治失眠的優勢，並不在於「用中藥取代西藥」，而是在於能提供病友另一個治療途徑及面相，多一股力道，共同完成治療的短、中、長期目標，先使病友回到較好的生活品質，再逐步減低兩邊的用藥量，最後達到治癒的目的。這才是比較好的治療模式。

筆者認為，對於長期本來就有使用助眠藥物或其他身心藥物的病患，貿然停止一切西藥，欲以中藥取代，是較高風險且不建議的作法。

各種藥物的加減，或是停藥計畫，應該要緩且穩妥，並由專門科別的醫師來協助，這樣對病友中、長期的病情，較為有利。

除了臨床觀察以外，目前也越來越多的單一研究、系統性回顧或統合分析顯示，適當的中西共治，相較於單一療法，確實能加速改善病患的症狀，使病患更快回到較好的身心水平。

盡速且確實的回到較好的身心水平，才是奠定穩妥減藥的基礎。

畢竟不論中西藥，持續服用藥物並不是治療失眠的終極目標。各種藥物或治療措施，都是幫助病患從失眠的谷底慢慢往上，回到較好身心水平的手段。但在這個過程中，採取比較穩妥的態度，在病情上往往是較佳的選擇。

此外，對於臨床上各種不適合服用藥物的病患，中醫的針灸治療，也是中西共治策略上，極佳的優勢。

中藥西藥交互作用的現階段面對方式

根據健保資料庫顯示，部分病人在服用中醫的助眠方劑時（如酸棗仁湯、天王補心丹等），常也同時服用西醫的安眠鎮定藥物。當比較深入地看待這現象時，就不得不思考一個議題：「中西藥交互作用」。

譬如：

- A 中藥與 B 西藥交互作用存在與否？
- 在人體中可接受的各自劑量為何？
- 若是存在交互作用，是互相牴觸？互相增益？還是互不干擾？

這些問題，現代臨床醫師及藥師、科學家等，仍然持續展開討論與研究。但由於目前的科學研究證據的侷限，筆者觀察，若要嚴謹而地討論，目前不明朗之處仍多。若干研究仍停留在「動物實驗」或「細胞層級」的研究和討論，不見得能想當然爾地將這些研究的結果等同於人體反應。

因此筆者認為，目前臨床上比較務實的作法，是針對同時中西藥併用的病友族群，透過定期回診追蹤的方式，針對學理可能的症狀或癥候，來做關切，然後根據醫師之經驗，進而調整藥物。此舉的目的是最大幅度的降低各式各樣的交互作用的風險，同時獲取最大的療效益處。這是在現階段，比較有建設性且適當的做法。

此外，台灣亦有研究，探討「西藥之睡眠障礙治療藥物，與安神類科學中藥處方並用，是否會額外增加病友隔天車禍住院發生率的風險」。

研究項目包含科學中藥之酸棗仁湯、加味逍遙散、天王補心丹、柴胡加龍骨牡蠣湯。西藥則包含苯二氮平類及非苯二氮平類安眠藥 （BZD and non-BZD）、抗痙攣藥（Anticonvulsants）、抗憂鬱藥（Antidepressants）、中樞型肌肉鬆弛劑（Centrally-acting muscle relaxants）、鴉片類止痛藥（Opioid analgesics）及抗組織胺（Antihistamines）。

雖然研究個案數並不多，但結果初步顯示，這些中西藥併用的結果，於統計上，並無增加病患車禍住院的發生率。

【補充】：車禍住院發生率，是評估相關藥物人體反應的研究指標之一。

此外，衛福部於 2018 年完成了健保病患的中藥雲端藥歷的紀錄功能，筆者相信此舉未來能幫助臨床工作者，釐清更多問題，更大程度的幫助病友，促進中西醫的對話。

持續進行中的古今接軌

由於陰陽等概念，在字詞上的確不容易直覺地和西方醫學接合，因此近年來也有許多學者朝不同方向試圖讓古今接軌。如陳敬修、張永賢教授等人，以心率變異度之時域與頻域分析提出假設，認為「陽」主要體現為在交感神經的作用，而「陰」則是傾向副交感神經作用。

另外，台灣近期研究顯示，經適當的診斷和處方而使用下，加味逍遙散有幫助入眠的效果，酸棗仁湯則有延長睡眠時間的效果。

透過近期動物實驗研究顯示，部分位於後頸穴位的針灸治療失眠之療效，應是透過迷走神經將訊息傳至腦幹內的孤束核，再間接提升腦內啡分泌，幫助提升睡眠品質。

而太極拳及八段錦在中西方的研究中，持續被證實對諸多身心及神經方面的疾病，有確實的療效及正面影響。

我們引頸期盼未來更多的相關研究發表。

最終目標：不靠藥物睡得夠又好

失眠治療的最終目標，就是不用靠任何藥物（無論西藥，或是中藥），就能夠睡得夠又睡得好。

但是在這個過程之前，通常需要經歷過長短不等的治療，和各種病因，壓力，身心不平衡或是外在環境因素做拉鋸戰。

尋訪合格的西醫師和中醫師，和您站在一起度過這段心靈風浪吧。

推薦進階閱讀中醫書目

書名	作者
《失眠中醫典籍彙編》	李世滄、林宜信
《中西醫併治遠離身心症‧經絡與自律神經的協奏共舞》	賴榮年
《中醫師看診失智症》	林舜穀
《中西醫會診 - 失眠症》	江漢光、李政育
《實用中醫精神病學》	王彥恒

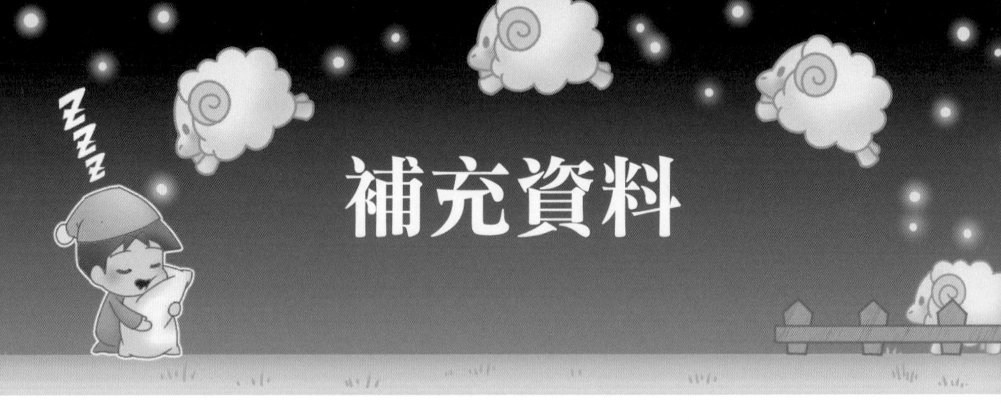

本單元主要收錄了睡眠、安眠鎮定藥物或醫學相關知識，幫助大家理解一些額外的知識。

何謂譫妄

譫妄（Delirium）是指因為某種原因影響（生病、藥物、物質或外傷），導致大腦功能混亂的病症。其主要症狀包括了意識狀況改變（有時清醒、有時昏睡）、注意力變差、失去定向感（分不清人事時地物）以及幻覺等。譫妄的病程通常快速發生且起伏不定，症狀時好時壞。

當譫妄產生時，必須盡快找到根本原因對症下藥，避免潛藏的身體疾病惡化，甚至危及生命安全。而在未治癒根本問題前，可以考慮使用部分藥物來改善譫妄伴隨的精神症狀，但此舉只能「治標」，而非「治本」。

因此如果病患突然間意識狀況改變、胡言亂語、分不清晝夜，醫療人員及家屬要提高警覺，小心是否有譫妄的狀況發生。除了盡快找到原因外，建議照會精神科醫師來進一步協助評估。

矛盾性興奮

矛盾性興奮（Paradoxical excitation），也被稱為矛盾性反應（Paradoxical reaction），是指原本該有安眠、鎮定以及抑制效果的藥物，在少數的個案身上，服用後反而造成興奮的效果，甚至可能讓個案去抑制化（Disinhibition），做出平常比較不敢做的事情。跟預期的藥物反應完全「矛盾」，因此而被此命名。根據統計，發生的機率約 5%。

同樣的現象出現在酒類，大家就很容易體會，酒精也是中樞神經抑制劑，但是喝酒剛開始卻可能出現亢奮反應，有些人就是藉此來「壯膽」。部分學者認為，這是因為**大腦皮質負責抑制功能的區域被抑制**的關係（類似負負得正的效果）。但當喝到一定量時，造成整體的神經抑制效果就會超過矛盾性興奮的效果，因此達到安眠鎮定之目的。所以飲酒達到一定量後，就有助眠的效果。

部分學者認為原理跟飲酒類似，也就是低劑量的安眠鎮定藥物，抑制了大腦皮質中掌管抑制區域的功能導致，如果提高到適當劑量就能達到原本預期性的安眠鎮定效果。

另一種說法是，安眠鎮定藥物在這些個案身上，消除了他們的焦慮以及恐懼，間接使得原來受到社會倫理及道德規範的行為枷鎖解除，才做出了較激動或踰矩的行為。

美國懷孕用藥分級

美國 FDA 懷孕用藥安全分級	
懷孕用藥等級	內容
A	經大量臨床人體試驗證明，藥物不會導致胎兒畸形，也不會造成不可逆傷害，對孕婦來說是安全的藥物。
B	動物實驗顯示對動物胎兒沒有危險性，但未對孕婦做過大量的對照組研究。現有的孕婦對照組研究中，無法證實此類藥物會對胎兒有害。
C	動物試驗顯示對動物胎兒有不良影響，但孕婦的對照組研究資料缺乏。此等級的藥物若要開立，必須審慎評估利弊得失，在使用上就要小心諮詢。
D	有明確證據顯示出會對胎兒有危險性，原則上不能開立給懷孕或哺乳的婦女。但若臨床上情況危急（如有生命危險），則要詳細評估利弊得失。
X	動物或人體試驗均顯示會造成胎兒異常，對胎兒有危險性，這類藥物對孕婦是絕對禁忌。如治療青春痘藥物 A 酸、沙利竇邁、降膽固醇藥物等。

澳洲懷孕用藥分級

澳洲 ADEC 懷孕用藥分級	
懷孕用藥等級	內容
A	經大量臨床人體試驗證明，藥物沒有導致畸胎之虞，為安全的藥物。
B1	藥物經由部份懷孕婦女的相關研究指出，沒有增加致畸胎性或造成胎兒傷害的風險。 動物實驗也沒有造成動物胎兒受到影響。
B2	藥物經少數懷孕婦女的相關研究指出，沒有增加致畸胎性或胎兒傷害的風險。 動物實驗研究資料目前不足，現有資料指出無明顯危險性。
B3	藥物經少數懷孕婦女研究指出，沒有致畸胎性或胎兒傷害的風險。 動物實驗研究資料指出對於動物胎兒有傷害性。但是對於人體影響還不確定。
C	藥物疑似會對人類胎兒或新生兒有可逆的不良影響，但是不會有不可逆的致畸胎性。藥物隨附標示要有適當說明。
D	藥物有可能會造成畸胎，或是對人類胎兒產生不可逆的傷害。藥物隨附標示要有適當說明。
X	藥物極有可能造成畸胎、影響受孕婦女，或是對人類胎兒產生不可逆的傷害。藥物隨附標示要有適當說明。

FDA 懷孕用藥分級討論

A、B 兩級藥物對於孕婦來說大致安全，而 D 級和 X 級則不能開給懷孕婦女。C 級藥物部分人體試驗證據仍不夠充分，沒有明確證據對孕婦或胎兒有害，但也無法對孕婦提出具體保證。若要開立，則要評估臨床利弊得失後才能開立。以下列出相關藥物的懷孕分級供大家參考：

【A 級】：目前安眠鎮定藥物沒有 A 級藥物。

【B 級】：沒有致畸胎性或胎兒傷害的風險。

- 抗組織胺藥物，如 Dexchlorpheniramin / Dex-CTM / 特息敏。
- Clozapine / Clozaril / 可致律。
- Buspirone / Busron / 百事隆。

【C 級】：目前尚無證據指出對懷孕婦女或胎兒有直接不可逆傷害。如要服用請尋求醫師協助，評估利弊得失與可能風險。

- Chlorpromazine / Winsumin / 穩舒眠。
- Flunitrazepam / Rohypnol / 羅眠樂。
- Zolpidem / Stilnox / 使蒂諾斯。

- Zaleplon / Onsleep / 入眠順。
- Trazodone / Mesyrel / 美舒鬱。
- Mirtazapine / Remeron / 樂活優。
- Quetiapine / Seroquel / 思樂康。

【D 級】：懷孕或哺乳婦女不建議使用。

- 大部分安眠鎮定藥物都屬於 D 級。

【X 級】：不能給懷孕或哺乳婦女使用。

- Estazolam / Eurodin / 悠樂丁。
- Triazolam / Halcion / 酣樂欣。

半衰期

半衰期（Half-life）是指某種藥物經人體代謝後，藥物在血中濃度降到原來一半所需的時間。以藥物動力學來看，人體內的代謝過程屬於一級藥物動力學，所以理論上藥物在人體內有固定的半衰期。

但實際上半衰期會受到許多因素的影響，不同藥物在同一個體上，它們的半衰期各自不相同；同一種藥物對不同個體來講，它們的半衰期也不同；甚至同一種藥物對於同一個體來說，半衰期也會隨身體狀況而發生改變。一般來說，影響半衰期的最主要因素是肝臟代謝藥物的狀況。

藥物半衰期在治療計畫上扮演著重要的角色，因為經由半衰期的推算，我們能預估藥物經過特定時間後，在體內所殘餘的濃度。以下舉個例子：

舉例

A 藥物的半衰期是 5 分鐘，服用經一段時間達到穩定濃度後，藥物在體內殘餘的濃度與時間的關係可以表示如下：

時間（分鐘）	半衰期次數	剩餘濃度
0	0	100%
5	1	50%
10	2	25%
15	3	12.5%

因此經過 15 分鐘後，可以推測 A 藥剩餘原來濃度的 12.5%。如果將這代謝過程以曲線來表示，可以畫成下圖：

藥物濃度

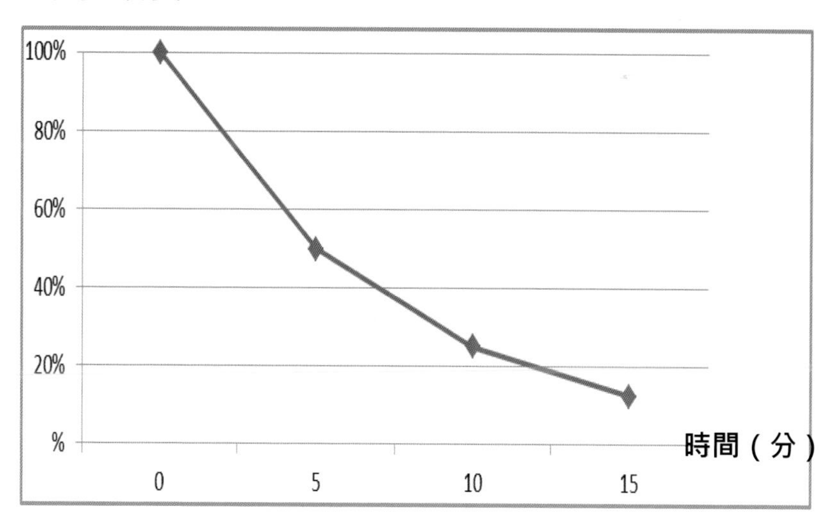

【版權頁】

失眠救星－醫夜好眠
中西醫師教你改善失眠

【作者】：林子堯醫師、武執中醫師

【出版】：大笑文化有限公司

【繪圖】：米八芭 / 插圖、兩元 / 漫畫

【Mail】：laya.laya@msa.hinet.net

【校對】：林組明、洪大、何錦雲

【感謝】：邱翔宏編排目錄、蔡明穎（蔡姊）協助印刷

【印刷】：先施印通股份有限公司

【經銷】：白象文化事業有限公司經銷部

電話：04-22208589

地址：401 台中市東區和平街 228 巷 44 號

【初版】：2019 年 03 月

【定價】：新台幣 350 元

【ISBN】：978-986-95723-4-7

國家圖書館出版品預行編目

失眠救星 - 醫夜好眠 : 中西醫師教你改善失眠
林子堯 , 武執中作
初版 . 桃園市 : 大笑文化 , 2019.03
1. 睡眠 2. 失眠症 3. 健康法
建議分類：411.77
107023499